TRAITÉ

DE

CHIRURGIE DENTAIRE

OU

MOYEN DE CONNAITRE LA NATURE DES DENTS

ET MOYENS A EMPLOYER

POUR LES CONSERVER BLANCHES ET SAINES

—

Des Substances employées pour guérir les maladies des gencives qui font tomber les dents après avoir abandonné leurs racines

PAR M. VAISSE

Chirurgien-Dentiste.

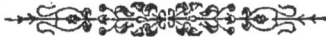

POITIERS

IMPRIMERIE DE HENRI OUDIN,

RUE DE L'ÉPERON, 4.

1853

TRAITÉ

DE CHIRURGIE DENTAIRE.

TRAITÉ

DE

CHIRURGIE DENTAIRE

OU

MOYEN DE CONNAITRE LA NATURE DES DENTS

ET MOYENS A EMPLOYER

POUR LES CONSERVER BLANCHES ET SAINES

—

Des Substances employées pour guérir les maladies des gencives qui font tomber les dents après avoir abandonné leurs racines

PAR M. VAISSE

Chirurgien-Dentiste.

POITIERS

IMPRIMERIE DE HENRI OUDIN,

RUE DE L'ÉPERON, 4.

1853

AVERTISSEMENT.

———

Les pères et mères trouveront dans ce livre l'ordre dans lequel sortent les premières dents de lait et celles de la seconde dentition, ou de la chute des dents temporaires et de leur remplacement, des précautions qu'elles nécessitent pour s'effectuer régulièrement.

Il est nécessaire de confier à un dentiste le soin d'enlever le tartre qui s'amasse sur les dents.

Si on se soumettait de bonne heure aux soins journaliers que réclame la propreté de la bouche, et qu'on s'en acquittât régulièrement, tant que les dents ne prendraient point part à quelque affection interne, on n'éprouverait aucun accident extérieur, on aurait droit d'espérer de les conserver jusqu'à un âge avancé dans leur état de blancheur naturelle; mais pour une personne qui sait combien la bonté des dents intéresse la santé et ajoute de grâce à la physionomie, ou chez laquelle une éducation sagement dirigée a réduit en habitude les soins sur lesquels repose la conservation d'organes aussi utiles, vingt autres les abandonnent communément au gré de la nature, sans faire la moindre attention aux nombreux inconvénients qui suivent ou accompagnent leur perte.

La bouche est généralement le miroir de la propreté ou de la négligence, et, à cet égard, un œil un peu scrutateur juge sévèrement. Telle est même l'opinion commune qu'on a de la malpropreté de la bouche, qu'on se surprend quelquefois à faire aux autres des reproches qu'on mérite soi-même.

On commence aussi à comprendre que, de toutes les douleurs auxquelles les maladies assujettissent l'homme, il n'en est point qui soient plus insupportables que celles qui résultent de certaines affections des dents.

Des dents sales, rongées par la carie, ou couvertes de tartre, une haleine fétide ont été des sujets de dégoût et des motifs d'éloignement; des lèvres fraîches, une haleine pure, des dents blanches et régulièrement placées, des gencives vermeilles ont été et seront assurément le plus vanté, comme le plus piquant des attraits.

Les médicaments dont on se sert le plus ordinairement dans la chirurgie dentaire sont les émollients, les sédatifs, les détersifs, les toniques, les antiscorbutiques, les sialagogues, les escarotiques, et différents composés pharmaceutiques, qui servent à nettoyer les dents et à assainir la bouche.

Toutes les plantes qui servent à faire des décoc-

tions émollientes sont : 1⁰ les feuilles de mauve ;
2⁰ le bouillon blanc ; 3⁰ la guimauve ; 4⁰ la parié-
taire; 5⁰ la gomme arabique ; 6⁰ la violette ; 7⁰ les
figues grasses, infusées ensemble ou séparément.
On se sert de cette décoction pour faire des lotions
dans la bouche, lorsqu'il existe de l'inflammation.

Les narcotiques ont une vertu stupéfiante qui
agit directement sur le système nerveux, et qui
engourdit la sensibilité, calme les douleurs et para-
lyse même l'action nerveuse; ils produisent en
même temps le sommeil.

Les narcotiques sont : 1⁰ les têtes de pavots
blancs ; 2⁰ la jusquiame ; 3⁰ la morelle ; 4⁰ la bella-
done ; 5⁰ la ciguë; 6⁰ la laitue vireuse; 7⁰ l'opium ;
8⁰ le laudanum ; 9⁰ le baume tranquille ; 10⁰ la thé-
riaque ; 11⁰ la teinture de Rousseau ; 12⁰ le dias-
cordium ; 13⁰ l'acétate de morphine ; 14⁰ la morphine et ses sels. Il faut faire des lotions dans la
bouche, lorsqu'il existe de vives douleurs. Il faut
que le malade ait bien soin de ne point en avaler.

Les substances employées pour la composition
de l'élixir sont : 1⁰ végétal quinquina , 500 gr. ;
2⁰ tan, 500 gr. ; 3⁰ canelle, 500 gr. ; 4⁰ rathania,
250 gr.; 5⁰ gentiane, 100 gr. ; 6⁰ pyrèthre, 100 gr.;
7⁰ muscade, 100 gr.; 8⁰ cochléaria , 25 gr.;
9⁰ camphre, 25 gr. ; 10⁰ fleur d'orange, 50 gr.;
11⁰ vulnéraire, 25 gr. ; 12⁰ magnésie, 100 gr.;
13⁰ vanille, 100 gr. ; 14⁰ alun, 25 gr ; 15⁰ essence
de menthe, 15 gr ; 16⁰ esprit de vin, 10 litres.

Faites infuser pendant un mois le tout ensemble, ensuite faites filtrer, vous obtiendrez de l'élixir végétal Vous ajouterez du miel à la pâte végétale et de l'essence de menthe. On se sert d'une brosse plus ou moins rude pour nettoyer les dents avec la pâte végétale, ensuite on se rince la bouche avec un verre d'eau dans lequel on a versé de l'élixir indiqué ci-dessus.

Les douleurs des dents les plus aiguës sont guéries par les pilules, le baume du Pérou, l'extrait d'opium gommeux ; et, l'encens appliqué dans la carie ou dans la cavité de la dent à plusieurs fois, fait disparaître le mal. Alors, on doit mastiquer les dents au moyen d'une composition qui fait corps avec le tissu dentaire, et qui résiste à l'action de la salive.

———

La chirurgie dentaire est une branche de l'art de guérir qui nous apprend à connaître les maladies des organes de la mastication et les moyens d'y porter remède par le secours de l'art de la médecine.

Les accidents de la dentition sont les maladies suivantes :

L'odontalgie, la suppuration interne des dents, la carie, l'érosion, la nécrose, le ramollissement, l'ébranlement, la fracture, la luxation, la formation du limon et tartre, et les maladies des gencives.

CHIRURGIE DENTAIRE.

Observations sur les dents.

On nomme ainsi de petits os, fort durs, implantés dans les alvéoles des mâchoires et destinés à diviser et à broyer les substances alimentaires.

Elles sont formées de couches concentriques, solides dès l'instant de leur production, et il suffit que leur pulpe productrice soit détruite pour qu'elles meurent et ne constituent plus que des corps étrangers retenus mécaniquement encore au milieu des parties vivantes, mais qui ne sauraient manquer d'être plus ou moins prochainement expulsés. Comparées aux os proprement dits, les dents se distinguent d'eux par l'absence de parenchyme celluleux et vasculaire dans leur composition, et de périoste à leur surface, par leur exposition partielle au contact de l'atmosphère, par la substance émaillée qui recouvre leurs portions extérieures, par leur évolution successive et leur renouvellement à certaines époques de l'existence; enfin par leur usure, leur ébranlement et leur chute, durant la vieillesse, avant l'extinction normale des mouvements vitaux dans le reste de l'organisme.

D'après l'esprit de cet ouvrage, nous devons nous bor-

1

ner à ce petit nombre de considérations générales sur les dents. Le praticien dentiste doit spécialement étudier dans l'histoire des dents : 1º les moyens de conserver à ces organes leurs conditions normales et de remédier à leur arrangement vicieux ; 2º les maladies nombreuses de leur substance et des parties qui les environnent ou les retiennent à leur place; 3º les opérations variées dont ils peuvent devenir l'objet; 4º enfin les procédés que l'art met en usage pour réparer leurs pertes partielles ou totales.

Partie hygiénique. — Dispositions normales. — L'évolution successive des premières dents éprouve rarement de notables obstacles, et lorsqu'elle s'opère, les os maxillaires sont déjà assez développés pour que cet organe trouve une place suffisante et se range avec régularité le long de leurs arcades. Si quelques anomalies ont lieu sous ce rapport, elles sont peu considérables, et l'on y accorde d'autant moins d'attention que, d'une part, les sujets étant plus jeunes sont moins propres à supporter de douloureuses opérations, et que, de l'autre, les organes sortis devant être remplacés, la nature exécutera spontanément ce que l'art n'aurait pu tenter qu'avec peine. Quant aux phénomènes locaux ou sympathiques et aux accidents qui accompagnent en beaucoup de cas l'évolution des premières dents, il en est traité à l'article de la première dentition.

Éruption de la première dentition.

C'est du moins de cette façon qu'il faut entendre le terme dentition en médecine pratique : la formation première, le développement ultérieur des dents jusqu'à leur apparition, phénomènes normaux de la première dentition. On a vu plus d'une fois des enfants naître avec une ou plusieurs dents; d'autres fois, au contraire, la dentition est retardée jusqu'au commencement de la deuxième année, ou plus tard même encore; mais d'ordinaire, c'est du milieu à la fin de la première année que l'on voit le bord alvéolaire des mâchoires s'épaissir, se séparer en bosselures de plus en plus saillantes, et en même temps l'enfant perdre le sommeil, s'agiter, se plaindre, porter les doigts à la bouche, répandre abondamment la salive, mordre les corps qu'on lui présente et trouver souvent une satisfaction évidente lorsque l'on presse ou qu'on frictionne avec le doigt les gencives tuméfiées. Le prurit douloureux qui motive ces particularités se propage quelquefois au voisinage, et l'on voit alors l'enfant se frotter souvent les lèvres, les narines, l'angle des yeux; agiter sa tête sur l'oreiller par un balancement latéral souvent répété, surtout quand c'est à la mâchoire supérieure que la douleur a son principal siége. Cet état peut durer plusieurs semaines et même plusieurs mois; l'éruption, en effet, ne suit pas toujours de très-près le grossissement des gencives. S'il est des enfants dont les dents sortent presque instantanément et sans douleurs, il en est chez lesquels cette éruption semble pendant longtemps imminente avant de se terminer, et l'on peut juger que ce terme n'est pas prochain encore, quel que soit le volume du bord alvéolaire, tant que l'on voit régner sur sa superficie ce filet saillant, reste du bord tranchant qui dans les premiers temps de la vie représentait seul les gencives.

Lorsque ce filet s'efface, la gencive rougit, s'amollit,

devient très-sensible au moindre contact, et la salivation redouble, à moins que la fièvre ne soit assez vive pour la supprimer; peu après, un point devient blanchâtre, une simple pellicule recouvre l'extrémité de la dent, puis cette pellicule se perfore comme par ulcération, une pointe, un angle du petit os fait saillie ou bien paraît encore entouré d'un bourrelet qui en surpasse le niveau. Ce premier travail fait, il arrive souvent que les progrès ultérieurs se font avec rapidité, et que la couronne sort tout entière en deux à trois jours; d'autres fois il faut encore beaucoup de temps pour ce dernier effort, surtout si la dent est multicuspidée (molaire); car alors chaque pointe perfore assez souvent isolément la gencive, et ce n'est qu'après la réunion de ces ouvertures isolées que l'é-ruption se complète. Les accidents sympathiques cessent pourtant ou diminuent du moins beaucoup après la première perforation.

L'ordre suivant lequel sortent les dents varie fréquemment; voici néanmoins en peu de mots celui qui peut être considéré comme le plus ordinaire. De six mois à deux ans et demi paraissent, à intervalles variés, d'abord les incisives médianes, puis les latérales, les premières molaires, les canines, les deuxièmes molaires; les dents de la mâchoire inférieure précèdent assez généralement leurs homonymes de la mâchoire supérieure. A ces vingt dents s'ajoutent, vers la cinquième année, quatre premières grosses molaires, qui établissent en quelque sorte le passage entre la première et la deuxième dentition; car elles sont persistantes comme celles qui doivent les suivre.

Phénomènes normaux de la deuxième dentition.

C'est vers l'âge de sept ans que les incisives s'ébranlent, se détachent ou sont arrachées au moindre effort ;
elles sont bientôt remplacées par des dents plus larges et
plus fortes, surtout en haut. Le renouvellement des vingt
dents de la première dentition se fait dans le même ordre
que leur éruption, mais avec bien plus de lenteur et d'ir-
régularité encore, et ce n'est qu'après le renouvellement,
c'est-à-dire vers onze ou douze ans, que paraît la deuxième
grosse molaire ; la troisième tarde jusqu'à l'âge de vingt et
un ans environ, et de là le nom de dent de sagesse qu'on
lui donne. Son apparition est quelquefois bien plus tar-
dive encore, et il n'est même pas rare qu'elle manque
tout à fait.

Les symptômes dont il a été question plus haut pour
la première dentition n'accompagnent point leur renouvellement : les dents nouvelles sont apparentes aussitôt ou
presque aussitôt après la chute de celles qu'elles doivent
remplacer ; mais quelque chose d'analogue a lieu, à un
degré ordinairement bien plus faible, lors de l'éruption
des grosses molaires.

Phénomènes morbides de la première dentition.

Sans doute on a quelquefois exagéré l'influence de la
dentition sur la santé des enfants en bas âge ; mais ce serait tomber dans une grave erreur que de soutenir avec
quelques médecins la parfaite innocuité de cette fonction si
fréquemment laborieuse.

Souvent, nous n'en doutons point, elle n'est qu'une cause occasionnelle, qu'une circonstance propre à décider une maladie imminente ; mais, qu'elle agisse comme cause essentielle ou accessoire, elle n'en est pas moins une complication fâcheuse et qui mérite toute l'attention du médecin ; le trouble qui en résulte peut se faire ressentir dans toute l'économie, ou du moins dans toute l'étendue des principaux systèmes qui répandent partout la nutrition et la vie, le vasculaire et le nerveux ; ou bien il borne ses effets à un appareil, à un organe. On la reconnaît plus aisément à la chaleur brûlante, à la sécheresse de la peau, à la rougeur et à la chaleur de la bouche, à la suppression du ptyalisme, à l'abattement, à l'assoupissement de l'enfant, qu'à l'état du pouls, toujours vite et fréquent à cet âge. La fièvre continue est un des effets les plus ordinaires d'une dentition pénible, mais elle est souvent peu intense et de courte durée.

Dans l'état normal, les dents, rangées symétriquement sur les bords alvéolaires des deux mâchoires, présentent deux lignes paraboliques, ou plutôt les deux moitiés d'un ovoïde parfait, dont l'arcade supérieure forme la grosse extrémité et l'inférieure la petite. Les dents supérieures sont, en général, un peu plus volumineuses que les inférieures, et occupent ainsi un espace plus étendu. Il résulte de cette disposition que les deux arcades se correspondent exactement en arrière, mais qu'en avant la rangée supérieure dépasse un peu l'inférieure et s'avance sur elle en la croisant ; examinée sur les côtés, et d'avant en arrière, l'arcade dentaire supérieure présente une convexité régulière depuis la seconde incisive jusqu'à la molaire la plus reculée ; tandis que l'inférieure offre une concavité correspondante. Les incisives supérieures sont légèrement inclinées en avant, et les inférieures affectent une direction perpendiculaire. Elles se relèvent derrière leurs antagonistes, de manière à appuyer légèrement contre la face postérieure de la base de leur couronne. Aucune dent ne doit dépasser les autres, soit en longueur, soit en saillie latérale : les canines seules l'emportent souvent un peu sur les incisives sous les deux rapports; mais, lorsque cette conformation est poussée trop loin, elle donne à la mâchoire une forme lourde et carrée; on rappelle, par l'entrecroisement des deux dents opposées, la disposition commune aux carnassiers.

La blancheur des dents, qui constitue l'une de leurs qualités les plus précieuses, doit être analogue à celle des os. Celles qui sont d'un blanc de lait ou de porcelaine, et comme transparentes, sont rarement douées d'une grande solidité; leur substance est molle, prompte à se détruire, et transmet facilement à la pulpe dentaire l'impression des qualités froides, chaudes ou acides des corps soumis à la mastication. On rencontre ordinairement ces caractères organiques chez les sujets débiles, lymphatiques, disposés aux scrofules ou au rachitisme. Les dents des femmes sont, en général, plus blanches, plus faibles, plus délicates et plus petites que celles des hommes. Les plus solides sont celles dont la blancheur est légèrement jaunâtre, et qui, par leur compacité, annoncent qu'elles ont pour base un ivoire dense, serré et pesant. Les sujets robustes, sanguins, bilieux, et ceux qui sont remarquables par une grande puissance des organes digestifs, les ont ordinairement ainsi. Chaque dent, d'ailleurs, doit présenter une surface lisse, égale, polie, dont la convexité s'allie à celle des dents voisines, et contribue ainsi à l'harmonie de l'ensemble.

Les dispositions normales des arcades dentaires sont susceptibles d'éprouver de nombreuses aberrations, dont la plupart peuvent être prévenues ou corrigées, soit par une surveillance attentive et par une direction convenable donnée au travail de la seconde dentition, soit par des opérations chirurgicales dont le manuel sera décrit plus loin.

Anomalies relatives au nombre des dents.

Chez quelques sujets, les dents manquent entièrement et ne se développent pas, ce qui dépend, ou de l'absence primitive des germes de ces osselets dans l'organisation du fœtus, ou de maladies graves survenues avant ou peu de temps après la naissance et qui ont détruit en eux l'activité et la vie. J'ai été consulté par une demoiselle de 36 ans, à qui les dents avaient fait faute totale. J'ai rencontré sur des fœtus les bulbes dentaires enflammés et dans un état de suppuration; et je pense que c'est à des affections de ce genre que l'absence de certaines dents doit être attribuée. Dans ces cas, les gencives se durcissent, deviennent calleuses; et quoique imparfaite et ne pouvant s'exercer sur des corps très-solides, la mastication, opérée par elles, peut cependant suffire encore à préparer la digestion des aliments et la nutrition du sujet.

Mais, le plus ordinairement, la privation des agents masticateurs n'est que partielle : tantôt elle porte sur les dents temporaires qui manquent seules, les permanentes apparaissant à l'époque accoutumée, et tantôt sur les dents antérieures, primitives ou de remplacement, qui ne se développent pas, la bouche restant seulement garnie latéralement des molaires. J'ai vu un jeune homme de 18 ans, dont les dents de lait, depuis longtemps tombées, n'étaient pas encore remplacées; sur un jeune homme de 20 ans, la persistance de toutes les dents temporaires, qui étaient déjà usées comme celles d'un vieillard. L'art est impuissant pour provoquer, ranimer ou hâter en pareille circonstance le travail de la nature : il ne peut que favoriser, en prévenant l'endurcissement fibro-cartilagineux des gencives, que produirait l'usage habituel d'aliments secs et solides, la sortie des dents tardives, du développement desquelles on ne doit désespérer que lorsque l'accroissement du sujet est achevé. Ce n'est qu'à cette époque aussi qu'on peut s'occuper de remplacer, par des pièces artificielles plus ou moins considérables, les vides laissés dans l'organisation de l'appareil masticateur.

L'exubérance anormale du nombre des dents est le plus communément le résultat de la persistance de quelques dents temporaires, en même temps que les permanentes se sont développées en avant ou en arrière d'elles. On remarque cependant des arcades dentaires entièrement doublées sur l'une et sur l'autre mâchoire. Il est plus fréquent de voir les incisives ou les canines seules présenter un nombre exubérant. Quelquefois, les dents molaires permanentes étant déjà en place, il paraît en dedans ou en dehors une grosse dent surnuméraire, qui fait saillie vers l'intérieur de la bouche ou vers la joue, et occasionne des douleurs ainsi que de la gêne dans les mouvements de ces parties. On doit en faire l'extraction aussitôt qu'elle peut être saisie avec les instruments.

Il convient également d'enlever les dents antérieures réellement surnuméraires; mais on ne saurait apporter trop d'attention à les bien examiner, afin de ne pas prendre pour telles des dents permanentes déviées, à raison de la persistance de celles qu'elles devaient remplacer.

Ce sont ces dernières qui doivent alors être arrachées. Quel que soit le degré d'inclinaison anormale des autres, on les voit presque toujours, après cette opération, et la place qui leur est destinée étant devenue libre, quelquefois on les a vues se redresser, s'approcher du rang, et même y entrer complétement. On distingue assez facilement, avec de l'habitude, les dents permanentes des temporaires, à leur largeur plus grande, à un aspect plus solide, à une teinte d'un blanc moins lacté, et surtout, pour les incisives, à des inégalités placées sur leur extrémité libre, qui, n'ayant pas encore été usée par le frottement, n'est pas devenu lisse et égale comme celle des dents qui ont déjà depuis longtemps servi; il importe d'autant plus d'examiner les caractères, que, quelquefois, quoique rarement, la dent permanente pousse de côté, et déplace la dent temporaire; de telle sorte que, l'ordre ordinaire se trouvant interverti, on pourrait, en l'arrachant, commettre une méprise toujours préjudiciable, dont les exemples sont assez nombreux.

Anomalie de situation.

Les déviations les plus bizarres ont été observées dans la direction et le mode d'implantation des dents. Ces organes sont quelquefois couchés horizontalement, ou même complétement renversés, la racine dirigée vers la gencive, et la couronne du côté opposé dans l'épaisseur des os maxillaires, où ils occasionnent, à mesure qu'ils se développent, une irritation profonde, une tuméfaction circonscrite et douloureuse, et d'autres accidents analogues. Lorsque les symptômes sont devenus très-intenses, que du pus s'est formé, que des orifices fistuleux se sont ouverts, il est indiqué, bien que le mode d'altération des parties soit encore obscur, d'ouvrir largement l'arcade alvéolaire, afin de découvrir la source du mal et de la détruire. Jusque-là on ne peut qu'opposer aux accidents inflammatoires les secours ordinaires tirés de la classe des antiphlogistiques généraux et locaux. Dans d'autres occasions moins graves, quelques dents sont implantées dans les os maxillaires, de telle manière que leur couronne va directement blesser et irriter la langue ou les joues; il n'est pas sans exemple qu'on en ait rencontré à la voûte palatine, sur la paroi maxillaire de l'orbite, dans l'épaisseur de la langue, du pharynx et même de l'estomac. Il est inutile d'ajouter que toutes les fois que les organes anormaux et déviés sont accessibles à la vue et aux instruments, on doit procéder sans retard à leur extraction.

Anomalies d'arrangement.

L'imperfection du développement de l'arcade alvéolaire, le nombre exubérant des dents, leur largeur trop considérable, et surtout la persistance de quelques dents primitives à côté ou au-dessus des points où doivent se faire jour les dents secondaires, telles sont les causes principales de l'arrangement irrégulier de celles-ci. Il est assez fréquemment possible, en examinant la conformation des os maxillaires, l'élévation des gencives et l'étendue de l'espace qu'elles doivent occuper, de prévoir dans quel sens aura lieu l'inclinaison des dents dont la sortie est attendue. Elles peuvent alors se porter en arrière, en avant, ou tourner en quelque façon sur leur axe, de manière à ce que leurs faces soient latérales et leurs bords dirigés extérieurement et postérieurement. Ces directions vicieuses affectent rarement les dents primitives; on ne les observe presque jamais non plus aux dents molaires : les incisives et les canines en sont le plus communément le siége.

Chez la plupart des sujets, l'inclinaison d'une des dents antérieures entraîne à sa suite celle de plusieurs autres. La dent déviée laisse à l'endroit qu'elle devrait occuper une portion d'espace libre, de telle sorte que les voisines, cessant d'être contenues par sa présence, se rapprochent devant ou derrière elle, en même temps qu'elles s'inclinent un peu hors du rang en sens contraire. De leur côté, les dents correspondantes de l'os maxillaire opposé se trouvant, lors de la mastication ou de l'occlusion de la bouche, soumises à des pressions anormales, sont presque toujours à leur tour obligées de s'écarter de leur direction. Ainsi, l'inclinaison en avant d'une incisive inférieure détermine ordinairement la direction en arrière de l'incisive supérieure opposée, et réciproquement; d'où il résulte dans les deux rangées dentaires des entre-croisements plus ou moins étendus et considérables qui en détruisent la régularité.

Il est assez facile, à l'aide d'une observation attentive et de soins bien dirigés durant la seconde dentition, de prévenir le plus grand nombre des anomalies qui nous occupent. Il importe alors d'éviter deux écueils, celui d'extraire trop tôt les dents primitives, et celui, non moins dangereux, de les laisser trop longtemps en place. La première pratique a pour résultat de favoriser l'écartement latéral des dents qui se développent, et quelquefois de rendre impossible le placement régulier des dernières d'entre elles ; la seconde détermine ou consolide et aggrave les inclinaisons en avant ou en arrière, ou la rotation sur l'axe de la racine. L'expérience seule apprend à tenir entre ces deux inconvénients un juste milieu.

Si au début de la seconde dentition, et alors que l'arcade dentaire n'a encore subi aucun changement, un engorgement douloureux, une élévation rougeâtre, circonscrite et sensible à la pression, se manifeste en avant, ou, ce qui est le plus commun, en arrière de l'une des incisives médianes inférieures ou supérieures, il convient, qu'elle soit ébranlée ou non, d'extraire sans retard la dent primitive près de laquelle ce travail a lieu.

C'est le seul moyen de fournir un espace libre à la dent qui va sortir hors de ligne, faute de trouver une place libre pour y entrer.

On devrait tenir la même conduite si elle était déjà sortie, lorsque, malgré cette opération, les dents médianes de remplacement ne trouvent pas entre les incisives temporaires latérales assez d'espace pour se ranger convenablement ; on doit extraire celles qui les gênent. Mais il importe d'attendre, pour pratiquer cette extraction, que les dents dont on surveille le développement aient acquis la moitié environ de leur hauteur. En agissant plus tôt, elles s'écarteraient d'un côté à l'autre et prendraient une partie de la place que doivent occuper les dents suivantes ; en

retardant trop, elles recevraient au contraire les inclinaisons antéro-postérieures qu'on se propose d'éviter. Les
incisives latérales seront à leur tour soumises à la même
pratique; c'est-à-dire qu'après avoir extrait, s'il en est besoin, les dents primitives qu'elles doivent remplacer, on
extraira encore, après la sortie d'une portion considérable
de leur couronne, l'une ou l'autre canine, afin de leur
donner le complément d'espace que peut réclamer leur
arrangement normal. Les canines, enfin, doivent être dirigées de la même manière dans leur accroissement et leur
placement. Il arrive quelquefois qu'on est obligé de sacrifier la première petite molaire, afin qu'elles puissent
se ranger dans le cercle; mais cela n'a lieu, dans la plupart des cas, que lorsque l'extraction prématurée des dents
voisines de celles qu'on voyait sortir a permis à celles-ci
de s'écarter latéralement les unes des autres.

Il résulte de ces principes que lorsqu'une dent secondaire se développe dans une direction divergente latéralement, on doit se garder d'extraire les dents voisines qui
servent au contraire à la contenir et à borner son inclinaison. Si l'angle le plus élevé d'une dent ainsi déviée touche,
lors de l'occlusion de la bouche, la dent correspondante
de l'autre mâchoire, la pression qui en résulte tend à la
coucher encore davantage, et il faut recourir à la lime,
afin de faire disparaître cette cause additionnelle de dévia-
tion. Si la dent qui presse ainsi celle qu'on veut redresser
est primitive, on doit ou la limer seule ou l'extraire; si elle
est permanente, au contraire, il convient, lorsque l'obstacle est léger, de limer l'une et l'autre, et, dans le cas où
il est plus considérable, de s'opposer, au moyen du bâillon, au rapprochement complet des arcades dentaires,

jusqu'à ce que l'accroissement complet et l'amélioration de
la direction de l'organe dévié l'ait soustrait à la pression
qu'on redoute.

Il est rare que ces précautions ne réussissent pas. La tâche
du chirurgien devient plus difficile lorsque, les déviations
ayant eu lieu, il s'agit, non de les prévenir, mais de les
faire cesser. Les inclinaisons isolées d'une ou de quelques
dents ne sont pas irrémédiables ; celles qui affectent les
deux arcades, et produisent entre les dents opposées une
sorte d'engrenage réciproque, sont au contraire fort difficiles à faire entièrement cesser. La première indication qui
se présente alors consiste à extraire, s'il en existe encore,
les dents primitives qui gênent l'arrangement des autres
et favorisent leurs déviations chez les sujets où cette ressource manque, parce que toutes les dents sont renou-
velées ; on doit adopter, selon les cas, des procédés différents.

Lorsque certaines dents sont tournées sur leur axe, à
raison de l'étroitesse de l'espace qu'elles doivent occuper,
il convient de limer légèrement les bords correspondants
de ces dents mal placées et de leurs voisines, afin de favoriser leur redressement.

Chez les sujets, si quelques dents isolées sont inclinées
en avant ou en arrière, on doit, après s'être assuré que
la place restée libre dans le rang suffit pour les loger, s'ef-
forcer de les redresser en plaçant un plan incliné, appliqué aux dents correspondantes de l'arcade opposée, et qui
exerce sur les dents déviées une pression qui se reproduit
à chaque occlusion de la bouche ; ce plan est généralement
préférable au fil de platine, dans les cas où l'inclinaison
permet de l'employer. Ce plan n'ébranle en aucune manière

les dents sur lesquelles on le place, et il borne exactement
son action aux organes déviées; tandis que le fil partage
sa puissance' entre les dents saines qui lui servent de
point d'appui et celles qu'on se propose de redresser, en
même temps que sa pression étroite et circulaire peut déterminer l'usure et l'érosion plus ou moins profonde de
la substance dentaire, surtout lorsqu'elle est d'une texture molle et délicate.

Dans le cas d'engrenage réciproque, les deux arcades
dentaires tombant directement l'une sur l'autre, les dents
qui se pressent par leurs bords libres sont atteintes d'une
usure plus rapide que dans l'état normal, et qui, en même
temps qu'elle augmente la difformité, détermine leur chute
avant le temps ordinaire. On peut quelquefois recourir encore dans ces cas à un plan incliné régulier qui, appliqué
aux dents inférieures, presse la rangée supérieure d'arrière en avant, et la portera graduellement au-devant de
l'autre.

Lorsque l'arcade dentaire inférieure forme une saillie
anormale et croise la supérieure en passant devant elle,
la difformité prend le nom assez impropre de menton de
galoche. Il en résulte encore que les dents s'usent très-
vite et quelquefois que les gencives inférieures, fatiguées
par la pression des incisives opposées, s'irritent, s'enflamment et s'ulcèrent; dans ce cas, on doit appliquer aux
dents inférieures le plan incliné, de telle sorte qu'il presse,
lors du rapprochement des mâchoires, les dents supérieures d'arrière en avant, et les oblige à passer devant
les autres. On fabrique les plans inclinés en or, en argent ou en platine. Il est important qu'ils emboîtent avec
une grande exactitude les dents auxquelles on les appli-

que, afin de n'éprouver pendant le mouvement des mâchoires, des joues et de la langue, ni vacillation, ni déplacement. Leur saillie doit être calculée de telle sorte qu'ils permettent aux arcades dentaires un rapprochement suffisant pour l'exercice de la parole et l'occlusion de la bouche, et qu'ils n'exercent d'abord qu'une pression médiocre sur les dents déviées, à mesure que celles-ci se redressent ou chargent davantage la portion du plan qui les pousse, afin de soutenir son action. Lorsque le rapport normal est rétabli, on peut le supprimer entièrement, les dents sur losquelles on l'avait placé suffisant ensuite pour achever le redressement des autres en les pressant dans une direction convenable.

Les dents de l'une et de l'autre mâchoire présentent, chez quelques sujets, une obliquité générale en avant et font une saillie plus ou moins considérable sous les lèvres. Cette disposition nuit à la solidité de leur articulation, les fait paraître trop longues, s'oppose quelquefois au rapprochement des lèvres, entrave la prononciation des sons, et détermine la projection de la salive au dehors, toutes les fois que le sujet parle avec vivacité. L'habitude qu'ont les enfants de sucer est la cause la plus ordinaire de cette difformité; lorsqu'elle a lieu, il faut l'extraction de la première petite molaire de chaque côté, l'application de la plaque destinée à ramener les dents vers le palais.

Le rapprochement trop considérable des dents détermine quelquefois entre leurs bords correspondants une pression qui favorise leur usure et leur carie. Si ces organes ne doivent pas être trop écartés les uns des autres, leur agglomération ne convient pas non plus et devient

2

souvent nuisible. La lime remédie aisément à cette disposition anormale. Elle serait d'un faible secours, si plusieurs
dents étaient confondues entre elles et ne formaient qu'une
seule masse. Il faut bien distinguer cette soudure des dents
de leur réunion au moyen du tartre qui pourrait en im-
poser à des observateurs superficiels.

Au surplus, le redressement des dents s'obtient d'autant
que le sujet est jeune, que les organes déviés sont plus
éloignés du terme de leur accroissement, et que leur articulation ainsi que les rebords alvéolaires ont encore
moins de solidité. Jusqu'à quatorze ou quinze ans, on
réussit généralement avec assez de facilité ; mais, au delà de
cet âge, l'opération est longue : il convient alors de se
borner à corriger, à l'aide de la lime ou de l'extraction
des dents les plus inclinées et les plus gênantes, l'excès
de la difformité.

Concrétions anormales des dents.

La salive, les liquides muqueux qui affluent incessam-
ment dans la bouche, et une sécrétion spéciale dont les
rebords des gencives semblent être le siége, fournissent à
la surface des dents une matière limoneuse, blanchâtre
ou jaunâtre qui s'y attache avec assez de force. Cette matière, qui se durcit par gradation, s'applique d'abord au
collet des dents, puis entre elles, et s'élève successivement, chez beaucoup de sujets, au quart, à la moitié et
souvent même à la totalité de la hauteur de la couronne.
Il n'est pas rare de trouver deux rangées dentaires recou-
vertes d'une masse concrète, brunâtre ou noirâtre, de plusieurs lignes d'épaisseur, qui repousse les joues en de-

hors, et occupe en dedans une grande partie de l'espace
réservé à la langue. Cette matière, à laquelle on a donné
improprement le nom de tartre, est formée des mêmes
éléments que les concrétions salivaires. Sa présence irrite
les gencives et augmente encore leur sécrétion. A mesure
qu'elle s'accroît, elle refoule ces organes, détermine le
déchaussement du collet des dents, et, en s'accumulant de
plus en plus à la base de celle-ci, les tire peu à peu de
leurs alvéoles. De là résulte l'aspect sale et hideux de la
bouche, une odeur désagréable et quelquefois fétide
exhalée par cette cavité, l'ulcération des gencives, des
joues ou de la langue, et, enfin, l'ébranlement et la chute
des dents.

Des soins de propreté, l'action même des aliments solides ne suffisent pas pour prévenir la formation des concrétions salivaires sur les dents. On sait combien elles sont
rares dans nos campagnes chez les sujets qui vivent so-
brement et qui divisent avec leurs dents un pain résistant
et savoureux. Lorsque ces concrétions existent, il importe
de les enlever, sans retard, à l'aide de grattoirs, et d'autres instruments appropriés, apportés entre les dents ou
promenés à leur surface, et avec lesquels on fait éclater
et l'on emporte par fragments la substance étrangère qui
les encroûte. Cette opération, toujours assez longue lorsque la totalité de la bouche est envahie, est quelquefois
délicate ; et le dentiste doit s'attacher, par la légèreté de
la main et l'assurance des mouvements, à la rendre le
moins désagréable possible aux malades. Elle exige même
beaucoup de précautions, lorsque les dents sont déjà fortement ébranlées. Il faut alors les soutenir avec un ou plusieurs doigts de la main gauche, placés sur le sommet de

leur couronne, faire agir les instruments avec assez de
prudence pour ne pas s'exposer à accrocher leur collet et
à les extraire sans le vouloir. En même temps que l'enlèvement des concrétions dentaires rend aux gencives la li-
berté de s'étendre de nouveau et de raffermir les dents,
il résulte presque toujours de l'opération une saignée
locale salutaire, qui apaise l'irritation de toutes les parties
voisines, et qu'on doit favoriser à l'aide de lotions répé-
tées avec l'eau tiéde.

Il ne suffit pas que les dents occupent leur place normale, que l'on ait remédié à leurs déviations ou détruit
les concrétions salivaires formées entre elles ou à leur surface ; il importe encore de veiller à leur entretien et de
maintenir leur état de santé. Un régime doux et régulier,
l'absence de tous les excès, l'exécution libre et normale
des principales fonctions, surtout de la digestion, tels sont
les meilleurs moyens de conserver la fraîcheur de la bouche, la fermeté des gencives et la solidité ainsi que l'in-
tégrité des dents ; les désordres, dont les organes deviennent le siége, résultent, dans la plupart des cas, de l'ou-
bli des préceptes généraux de l'hygiène, et sont ordinairement les indices, ou d'une altération générale de la
constitution, ou d'irritations variées, développées dans les
organes digestifs.

Les soins suffisent chez presque tous les sujets pour
entretenir le bon état des gencives et des dents. On se
servira d'une brosse dure, arrondie, de l'opiat végétal ; on
frottera d'abord le long des couronnes, de la base vers le
sommet ; puis, en travers, le long des rangées dentaires,
et, enfin, à la surface libre de celle-ci ; de cette manière,
on enlèvera la couche limoneuse qui s'y est déposée durant

la nuit. Après, prendre de l'eau pour se laver la bouche; cela fait, on prendra une cuillerée d'eau et une cuillerée à café d'élixir végétal qu'on mêlera, et on fera prendre un bain aux gencives, de 5 minutes, pour détruire la fétidité de l'haleine et raffermir les gencives molles, engorgées, blafardes, facilement saignantes. Enfin, relativement aux gencives, les préparations les plus convenables sont celles qui remédient le mieux à leur état malade, tels que l'élixir végétal ; et pour la blancheur des dents, l'opiat végétal ; les mauvaises odeurs de la bouche qui résultent, soit de l'usage du tabac, soit de dispositions morbides des voies digestives, sont combattues avec succès à l'aide d'opiat végétal et de l'élixir végétal.

L'organisation vicieuse et trop peu solide des dents dispose à leur usure ; mais celle-ci est ordinairement déterminée par des causes étrangères, par des frottements rudes de ces organes contre des corps durs susceptibles d'entamer l'émail lui-même. Le grincement habituel et nerveux des dents, l'habitude de placer entre elles des tuyaux de pipe cylindriques et résistant, celle de ne mâcher que d'un côté, l'usage d'aliments très-solides, l'emploi des matières trop dures ou des substances acides pour nettoyer les dents, telles sont les causes les plus ordinaires de ce mode de détérioration qui s'opère d'ailleurs naturellement par les progrès de l'âge. La substance usée de la couronne ne se reproduit pas, mais il se forme ordinairement, dans la cavité dentaire, au-dessous des parties usées, une ossification nouvelle qui refoule le bulbe nerveux, le recouvre de couches supplémentaires d'ivoire, et s'oppose à ce qu'il devienne douloureux par l'amincissement de la voûte calcaire qui le protége assez souvent; malgré ce travail, il se montre sensible aux impressions du chaud, du froid et des acides.

Quoi qu'il en soit, on prévient l'usure prématurée des dents en évitant les causes indiquées qui la déterminent et l'augmentent ; il conviendra, lorsque le sujet est exposé aux grincements, de placer durant la nuit une lame de liège, ou tout autre corps analogue, de chaque côté entre les dents molaires. Si une dent, en appuyant contre celle qui lui est opposée, déterminait son usure, on devrait la limer, afin d'arrêter les progrès de cette lésion. Lorsque la cavité de la dent usée est ouverte, ce qui est assez rare, il convient de la nettoyer et de la mastiquer. Enfin, on fera disparaître avec la lime les aspérités susceptibles de blesser la langue, les lèvres ou les joues, ou qui sont trop difformes, et l'on rétablira ainsi autant que possible la régularité de l'arcade dentaire.

Partie pathologique.

Les lésions des dents sont le résultat soit de violences extérieures qui peuvent les atteindre, les briser, les arracher ou les luxer, soit d'altérations spontanées développées dans leur substance, soit enfin d'inflammations aiguës ou chroniques, ou de lésions diverses, plus ou moins profondes, survenues dans les tissus qui les environnent, les affermissent, et leur communiquent les matériaux nutritifs dont elles ont besoin pour se conserver.

Ébranlement.

Les coups dirigés sur la bouche, ou les chutes dans

lesquelles cette partie a porté contre des corps durs et saillants, ont souvent pour effet, lorsque les dents ont été heurtées, de rompre en partie leurs alvéoles, d'affaiblir les adhérences des gencives à leur base, et de les rendre vacillantes. Il suffit, dans ces cas, pour qu'elles se raffermissent, de soumettre le sujet à une abstinence sévère de tout aliment solide, et de combattre, à l'aide de moyens appropriés, l'inflammation dont les parties frappées sont disposées à devenir le siége. A mesure que la douleur s'apaise et que la résolution de l'engorgement local s'opère, les tissus reviennent à leur état naturel, et les connexions des dents reprennent leur solidité.

Lorsque l'ébranlement est la suite de l'altération des gencives et de leur inflammation, ainsi qu'on l'observe chez les scorbutiques, chez les sujets qui abusent de l'usage du mercure, ou qui, par l'exercice de leur profession, sont soumis à l'action de ce métal, c'est encore à combattre ces causes éloignées de la lésion, dont l'ébranlement des dents est le résultat, que doit s'attacher le médecin. La maladie locale ne réclame d'autre soin que ceux qui consistent à combattre l'irritation de la bouche ; et lorsque les gencives reviennent à leur état normal, on voit presque toujours les dents se raffermir, se consolider, et reprendre l'exercice de leurs fonctions.

Fractures.

Les solutions de continuité de la substance dentaire produites, soit par le choc de corps extérieurs, soit par la présence imprévue de corps très-durs, comme des fragments d'os, des noyaux de fruit, des portions de métal mêlés aux aliments durant la mastication, sont presque toujours irréparables; le fragment, séparé de la couronne, tombe ordinairement dans la bouche, ou, lorsque la fracture est oblique et prolongée au-dessous du collet de la dent, la gencive qui le retient d'abord ne tarde pas à l'abandonner et à le laisser se détacher. Quelquefois cependant, lorsque la fracture est longitudinale ou très-oblique, et a lieu chez de jeunes sujets, avant que l'accroissement des dents soit terminé, la réunion des fragments peut s'opérer. On sait que la substance osseuse de ces organes est sécrétée par la pulpe dentaire, sous la forme de couches imbriquées, qui descendent successivement de plus en plus bas, à mesure qu'elles sont plus profondes, de la couronne ou du sommet du bulbe vers la racine. Or, lorsque ce travail n'est pas achevé, les couches profondes de la substance éburnée, sécrétées après la fracture, trouvant les deux fragments en contact, adhèrent à l'un et à l'autre, les maintiennent rapprochés, les soudent en quelque sorte; et l'organe, quoique moins solide qu'avant l'accident, reste cependant entier. Les fractures des racines et même celles du collet se consolident surtout assez facilement, selon ce mécanisme, ainsi que le constatent les observations des dentistes; il importe seulement alors de maintenir le fragment extérieur immobile, en le recouvrant d'une plaque métallique qui s'étende aux dents voisines. Le bâillon dentaire préviendra le rapprochement complet des mâchoires et les secousses qui pourraient en résulter.

Si, par suite de la fracture d'une couronne, la pulpe dentaire est mise à nu, des douleurs vives ne tardent pas à résulter de son exposition à l'air et de son irritation.

Le moyen le plus sûr de faire cesser cet accident consiste dans la cautérisation de la substance nerveuse. On peut aussi appliquer sur elle diverses préparations stimulantes, qui altèrent promptement son tissu, le dénaturent et lui font perdre par conséquent sa sensibilité.

Après ces opérations, la racine peut être préparée de manière à recevoir une dent à pivot. Fox, dans un cas semblable, afin d'éviter au malade la douleur de la cautérisation, retira la racine, la nettoya, puis la perfora pour recevoir une dent artificielle et la remit en place. Lorsque, sans être entièrement dépouillée de son enveloppe osseuse, la pulpe dentaire est seulement moins profondément recouverte, les impressions du chaud et du froid, celles que produisent divers aliments, comme les acides, sont senties avec plus de force et deviennent douloureuses. Mais cet excès de sensibilité s'éteint ordinairement en quelques semaines, soit parce que la pulpe dentaire perd de sa susceptibilité, soit à raison des couches éburnées profondes qui la viennent recouvrir successivement. S'il en était autrement, il faudrait encore procéder à la destruction du bulbe douloureux. Dans tous les cas, lorsqu'il résulte de la fracture des inégalités susceptibles de blesser la langue, les lèvres ou les joues, on doit les faire disparaître au moyen de la lime. Il est rare que les fractures des dents soient suivies de carie dans le point qu'elles occupent.

Luxations.

Lorsque, dans les chutes sur le visage, dans les percussions violentes dirigées contre la bouche, une ou plusieurs dents sont jetées hors du rang sans avoir cependant entièrement abandonné leurs alvéoles, il faut les ramener à leur place, les redresser et les fixer dans cette situation à l'aide de fils, préparés exprès pour les dentistes, attachés aux dents solides les plus voisines. Un bâillon dentaire s'opposera au rapprochement complet des mâchoires, et le malade, soumis à une abstinence complète des aliments solides, ne sera nourri qu'à l'aide de tisanes ou de bouillons pris avec prudence, au moyen d'un biberon. Les accidents d'irritation locale seront d'ailleurs combattus par l'emploi convenable des antiphlogistiques. Sous l'influence de ce traitement, les alvéoles se resserrent par gradation autour des dents luxées; les parties déchirées se cicatrisent, et l'arcade alvéolaire reprend sa régularité en même temps que sa puissance. Si le pédicule vasculaire et nerveux des dents n'a pas été déchiré par la violence du coup, elles continuent à vivre comme auparavant; dans le cas contraire, elles sont seulement maintenues à leur place comme des corps étrangers, et ne pourront jamais devenir le siége d'aucune douleur.

Arrachement.

L'entière expulsion des dents hors de leurs alvéoles, par suite de violences extérieures, peut encore être suivie de leur replacement et de leur maintien, à l'aide de moyens appropriés, dans la situation qu'elles doivent occuper. Elles s'y consolident assez souvent et y sont retenues avec solidité, mais à la manière des corps étrangers.

Il est très-rare que les dents perdues après la seconde dentition se renouvellent, et si l'on cite des exemples de second ou même de troisième remplacement de ces organes, des faits semblables constituent des exceptions extraordinaires, sur lesquelles on ne saurait compter dans la pratique; lors cependant que l'arrachement d'une dent a lieu avant son organisation, il se peut que la portion de la couronne appliquée au-dessus du bulbe dentaire sorte seule, et que ce bulbe lui-même, simplement décoiffé, reste caché dans l'alvéole. Lorsqu'il conserve encore de l'activité, il se recouvre de nouveau d'une couronne plus petite et plus faible, il est vrai, que la primitive, mais qui vient graduellement tenir sa place dans le rang et prévenir l'excès de la difformité. Une semblable restauration ne saurait s'opérer dans les cas ordinaires, où l'arrachement porte sur des dents complétement formées, parce que l'orifice rétréci de la racine, en retenant le bulbe, rend la rupture de son pédicule inévitable et l'oblige de suivre l'organe dans lequel il est renfermé.

Atrophie.

Sous ce nom, une lésion particulière des dents, qui s'opère durant les premiers temps de leur formation, et dont elles apportent les traces en proéminant au dehors les organes, n'ayant pas ordinairement acquis, dans ces cas, un moindre volume que dans l'état normal; cette expression d'atrophie, quoique adoptée, ne nous paraît pas moins impropre que celle d'érosion, par laquelle nous désignons la singulière altération dont il s'agit.

Quoi qu'il en soit, l'atrophie, puisque nous conservons cette expression, apparaît dans la pratique sous deux aspects bien distincts : tantôt ce sont des taches blanches ou jaunâtres, irrégulières, placées dans l'épaisseur de l'émail,

dont elles n'altèrent pas le poli, et qui ne varient ni d'éten
due ni d'aspect avec l'âge; tantôt les dents, dites atrophiées,
présentent des enfoncements rapprochés les uns des autres, placés à une hauteur variable, sur une ligne hori-
zontale, et qui semblent diviser leur couronne en deux
moitiés plus ou moins étendues. Ces enfoncements, dont
le fond est ordinairement noirâtre, ressemblent à des piqûres serrées les unes près des autres, et affectent les gencives et les canines plus souvent que les molaires. Presque toujours ils existent à la même hauteur sur les dents
correspondantes de chaque côté, et démontrent ainsi
qu'elles ont été affectées en même temps. Les causes
de ce mode d'altération sont fort obscures. Elles consistent généralement en des maladies graves, survenues durant l'enfance, et pendant que l'organisme se livrait au
travail de la dentition. Les bulbes ou les germes des dents
sont unis par les liens d'une sympathie étroite avec les
viscères, spécialement avec ceux de la digestion, et une
multitude de faits démontrent qu'ils s'irritent, s'enflamment, se détruisent ou ne se développent qu'imparfaitement sous l'influence des lésions de ces principaux foyers
de la vie. On peut ainsi prévoir jusqu'à un certain point
que l'atrophie aura lieu, chez les jeunes sujets atteints de
gastro-antérites prolongées, d'affections scrofuleuses ou
scorbutiques profondes, etc.; et plus tard, pendant le
reste de la vie, il sera facile, par l'inspection des dents,
d'assurer que l'enfance a été pénible, et de déterminer
même l'époque approximative à laquelle elle a éprouvé les
plus violentes secousses. Dans quelques cas, les dents
sont atrophiées en réalité; leur couronne reste imparfaite,
comme rabougrie, en partie dépourvue d'émail; leurs ra-

cines sont courtes, irrégulières, noueuses, ou manquent entièrement. Cette altération, analogue à la précédente, reconnaît les mêmes causes. L'art est aussi impuissant pour guérir l'une que l'autre; il ne peut que les prévenir, en écartant par des soins hygiéniques bien dirigés les maladies auxquelles l'enfance est exposée.

Destruction de l'émail.

Soumis à l'action immédiate de substances variées presque à l'infini, sous le triple rapport de leur consistance, de leur température et de leur composition chimique, l'émail, ou la partie la plus extérieure des dents, quelque solide que l'ait formé la nature, est souvent altéré, se ramollit, semble se dissoudre, ou tombé en écailles, et laisse à découvert la matière éburnée qu'il recouvre. L'emploi de compositions prétendues dentifrices acides, l'habitude funeste que certaines personnes ont contractée de casser avec leurs dents des corps très-durs, comme des noyaux de fruits, et peut-être aussi l'usage prolongé de certains aliments très-acides, sont les causes les plus ordinaires de ce mode d'altération; les dents, d'un blanc lacté, d'une texture fragile, d'une consistance peu considérable, y sont plus disposées que les autres. Chez certains sujets, il survient spontanément, ou du moins sans cause extérieure appréciable, et semble le résultat naturel de l'organisation imparfaite des dents, sur lesquelles on l'observe.

La forme, la marche et les terminaisons qu'affecte la destruction de l'émail dentaire, ne sont pas moins variées que les causes qui peuvent y donner lieu.

Dans quelques cas, les dents qui vont se dépouiller en partie de leur émail présentent des taches jaunâtres ou brunâtres plus ou moins larges et nombreuses; l'émail, qui en est le siége, paraît friable, se sépare par écailles, et laisse à découvert l'ivoire, qui présente à son tour une teinte analogue. La pression constante d'une dent, surtout si elle est cariée, détermine assez souvent cette forme particulière d'altération décrite sous le nom de carie écorcante; quelquefois la tache qui annonce son existence ne s'étend pas à toute l'épaisseur de l'émail. Après avoir fait des progrès plus ou moins grands, elle cesse assez souvent de s'accroître, et l'organe reprend spontanément sa solidité première. On peut même enlever la partie altérée à l'aide de la lime, sans que, dans la plupart des cas, cette opération soit suivie de l'extension ultérieure du mal.

Chez d'autres sujets, l'émail de la dent devient d'une blancheur lactée et resplendissante; mais il perd en même temps son poli, paraît rugueux à sa surface, et se laisse aisément enlever par parcelle à l'aide des instruments. Les dents incisives, à leur surface antérieure et près de leur collet, sont le siége le plus ordinaire de cette altération, qui n'est autre chose que la carie calcaire; partout où l'émail a été ainsi détruit, la substance osseuse mise à nu présente une teinte jaunâtre plus ou moins foncée, qui finit par envahir des portions considérables, ou même la totalité de la couronne. Les dents, dépouillées de cette manière, deviennent sensibles aux moindres variations de la température des corps mis en contact avec elle. Cette variété de l'érosion est presque constamment déterminée par l'usage des préparations acides en gargarismes, en poudre ou en lotions, destinés à nettoyer les dents; selon quelques observations, les vomissements de matières douées d'une grande acidité sont également susceptibles de la produire. Le seul moyen de l'éviter et d'arrêter ses progrès consiste à faire cesser l'usage des préparations et à guérir les incommodités qui l'entretiennent et tendent à l'accroître.

Enfin, la destruction de l'émail se produit chez quelques sujets sous la forme d'une rainure circulaire plus ou moins large et profonde qu'environne le collet des dents, surtout celui des incisives, et remonte jusqu'à une hauteur variable sur leur couronne ; la face antérieure de ces organes est plus souvent le siége de cette altération que la postérieure. Les points dépouillés d'émail deviennent alors jaunes, quelquefois brunâtres, et d'une sensibilité excessive. Quelquefois la substance éburnée mise à découvert se ramollit à son tour, et disparaît comme l'a fait son enveloppe. La dent perd alors sa solidité, et le moindre effort suffit pour en faire tomber la couronne. Dans la plupart des cas, cependant, la destruction de l'émail s'arrête spontanément ; l'ivoire mis à nu se durcit, et la dent, quoique tachée et d'un aspect peu agréable, conserve sa solidité. Les causes réelles de cette variété de la dénudation dentaire sont encore inconnues, et l'on ne peut combattre la maladie elle-même, qu'à l'aide de moyens internes et externes, propres à remplir les indications nées de l'état général de la constitution du sujet, de celui des organes digestifs en particulier, et spécialement de la bouche elle-même. On devra insister surtout sur l'usage des vêtements chauds, sur l'attention d'éviter le froid et l'humidité aux pieds, et sur les moyens les plus propres à détruire les rhumatismes, dont l'existence paraît, en beaucoup de cas, liée à celle de la lésion qui nous occupe.

On porte sur les points où l'émail est ramolli, rugueux et disposé à se détacher ou à se dissoudre, une lime douce afin de l'emporter et de pénétrer jusqu'aux parties saines de la dent'; si la lésion dépend de quélque influence locale, l'éloignement de sa cause suffira pour arrêter son extension; en brossant les dents avec une brosse dure, arrondie et de l'opiat végétal, on lave la bouche avec de l'eau tiède; après cela fait, faites prendre un bain d'elixir végétal moitié eau. Si elle est produite par quelques dispositions organiques intérieures, l'élimination des parties déjà altérées n'empêchera pas les autres de subir le même sort.

Destruction du bulbe dentaire.

Sans cause appréciable, sans douleurs vives préalables, une ou plusieurs dents se colorent quelquefois et deviennent jaunâtres, brunes ou même entièrement noires. Leur substance perd assez souvent alors de sa solidité et se rompt facilement durant la mastication des corps durs. Si l'on extrait les dents malades et qu'on les divise longitudinalement, on trouve leur cavité centrale à peu près vide et ne contenant plus que les débris altérés de la substance nerveuse et vasculaire du bulbe.

Chez les vieillards, les dents jaunissent presque toujours; l'ictère prolongée produit quelquefois le même phénomène, ce qui indique que, la substance osseuse et même l'émail ne communiquant pas avec les dents, elles sont en contact.

L'altération la plus fréquente des dents est la carie. Elle atteint à elle seule un plus grand nombre de sujets que toutes les autres lésions réunies des mêmes organes. Cette forme de destruction des dents est plus commune chez les sujets jeunes ou adultes que chez les vieillards, bien qu'il ne soit pas aussi rare, comme on l'a dit, de l'observer après la cinquantième année. Les femmes y sont plus disposées que les hommes. Elle se développe très-souvent chez les sujets lymphatiques ou scrofuleux, dont les dents sont, comme nous l'avons fait déjà remarquer, d'un blanc bleuâtre comme transparent et d'une texture peu solide : elle affecte presque toujours alors les incisives; dans les autres cas, les molaires en sont le plus souvent le siége; elle atteint ordinairement leur surface triturante ou leurs côtés contigus, tandis que sur les incisives, il est plus commun de l'observer aux bords latéraux ou à la face antérieure que dans tout autre endroit.

La carie des dents semble endémique dans les contrées basses, humides et marécageuses, où la constitution des hommes est en général détériorée; elle est plus fréquente dans les grandes villes et dans les pays septentrionaux qu'à la campagne et dans les pays brûlants du midi; ce qu'on doit attribuer, non exclusivement, ainsi qu'on l'a fait, aux boissons chaudes dont l'usage est si répandu dans les cités et les climats froids, mais aussi à l'alimentation plus variée, plus irritante, à l'abus des liqueurs spiritueuses, et surtout à la température souvent extrême et opposée des aliments et des boissons, dont les brusques alternatives ne peuvent qu'irriter les parties sensibles et nourricières des dents. On a attribué aussi la carie à la pression réciproque que les dents trop serrées exercent les unes sur les autres; mais, lorsque leur organisation est solide et leur substance saine, cette circonstance reste sans influence;

tandis que, dans les cas contraires, la carie se développe, bien qu'aucune pression anormale n'existe. Si la carie survient souvent au point de contact de deux dents, c'est que cette disposition favorise dans ces organes, comme dans tous les autres, l'irritation et la destruction de leur substance. Il est à remarquer cependant que le voisinage d'une carie finit par altérer les dents restées saines ; mais le plus souvent alors on y observe une tache superficielle et non douloureuse, une simple altération de l'émail plutôt qu'une carie profonde et destructive. L'observation a constaté enfin, qu'à raison sans doute de leur développement simultané, qui les a fait participer aux mêmes impressions, et leur a communiqué les mêmes qualités organiques, bonnes ou mauvaises, les dents correspondantes des deux mâchoires, et d'un côté à l'autre de la bouche, sont ordinairement cariées, soit simultanément, soit à peu de distance les unes des autres, de telle sorte que cette maladie est rarement isolée et entièrement accidentelle.

La carie des dents est une des lésions qui démontrent avec le plus d'évidence que ces organes ne sont pas aussi complétement étrangers à la vie que le professent des naturalistes d'un grand savoir, et, à leur exemple, quelques médecins, pour qui les inductions puisées dans l'anatomie comparée l'emportent sur l'observation attentive des phénomènes physiologiques ou morbides qui frappent leurs sens. En admettant que la substance solide des dents soit parfaitement inerte, l'opinion des auteurs, qui rapportent la carie à une sorte de nécrose, ne serait pas mieux fondée que celle des pathologistes qui l'attribuent à une véritable ulcération ; car, si pour s'ulcérer il

faut vivre, pour se nécroser ou mourir il faut avoir vécu.
Si l'hypothèse de l'entière inorganisation des dents était
fondée, on pourrait croire à l'usure de ces organes; mais
il serait impossible de comprendre comment elles deviendraient plutôt malades que les dents de porcelaine
ou de cheval marin, avec lesquelles on les remplace.

La carie des dents primitives ou temporaires ne se
communique jamais directement aux dents secondaires ou
permanentes qui doivent les remplacer; celles-ci jouissent
d'une organisation indépendante des autres, et ne participent en aucune manière aux impressions qu'elles ont
reçues. Cependant, il est incontestable que la texture imparfaite et les dispositions morbides des dents de lait doit
inspirer de la défiance relativement à la solidité de celles
qui leur succéderont, et rend nécessaire l'emploi des
moyens hygiéniques et médicinaux les plus propres à
améliorer la constitution du sujet, et par suite à assurer
la perfection de l'organisation des dents permanentes.

Lorsque la carie débute par la surface externe d'une
dent, l'émail perd sa transparence, devient friable, et
présente une tache circonscrite, d'abord jaune, puis brunâtre, et qui bientôt devient noire. Si l'on examine la
substance éburnée sous-jacente à cette tache, on la trouve
ramollie, et des stries jaunâtres, rayonnées, s'étendent
souvent de ce point jusqu'à la cavité dentaire; après un
temps variable apparaît, au centre de la portion altérée,
une excavation circonscrite et superficielle, qui fait dans
la profondeur de l'organe des progrès plus ou moins rapides. Tantôt l'émail se détruit en procédant de sa surface
vers ses parties profondes, et tantôt, au contraire, la substance éburnée se ramollit au loin, tandis que l'émail résiste

davantage à l'érosion ; de telle sorte que la carie évide en quelque sorte la couronne et y produit une excavation considérable, dont l'ouverture extérieure est plus ou moins étroite.

Enfin, après un temps variable depuis quelques mois jusqu'à un grand nombre d'années, les portions centrales de la dent étant ramollies et détruites, sa périphérie devient trop faible pour supporter les efforts de la mastication. A l'occasion du moindre effort, sa couronne se rompt en éclats, et la racine demeure seule dans l'alvéole. Soustraite par cette déperdition de substance à la pression des dents de la mâchoire opposée, cette racine est, à raison du resserrement graduel des parois alvéolaires, poussée ensuite lentement au dehors, à mesure que sa portion extérieure continue à s'user, à se ramollir et à disparaître. D'où il résulte que lorsqu'on veut en faire l'extraction après un certain temps, on ne trouve plus dans l'alvéole qu'une tige très-courte et peu solide. Dans les dents molaires, cette usure successive ayant atteint les limites de la réunion des racines, celles-ci sont isolées, sans connexion entre elles, et doivent être extraites séparément.

Tels sont les phénomènes les plus ordinaires de la carie dentaire et la marche qu'elle affecte dans le plus grand nombre de cas. Mais cette maladie s'écarte assez souvent de ce qu'on pourrait appeler son type général, et présente des caractères spéciaux qu'il est utile de signaler.

Il arrive quelquefois que la carie commençant par affecter les couches profondes de l'ivoire, le détruit en grande partie avant de paraître à l'extérieur. La maladie est alors lente dans ses progrès, accompagnée seulement

de douleurs sourdes et difficiles à reconnaître autrement
qu'à la teinte bleuâtre qu'elle communique à l'émail, jusqu'à ce que cette substance, privée d'appui, se rompe
dans quelque endroit, et mette la carie à découvert. On
trouve alors la couronne profondément évidée par une
cavité à parois noires, sèches et dures, qui ne contient
aucun des débris de sa destruction intérieure. On a donné
à cette forme de la maladie le nom de carie charbonnée.

La carie débute assez souvent, surtout aux dents incisives, par le collet de l'organe. Elle présente un demi-cer-
cle brunâtre, plus ou moins large, analogue à celui que
forme certaines destructions de l'émail, mais qui est ac-
compagné d'un ramollissement plus considérable de l'os
et d'une perte de substance qui finit par ouvrir le canal
dentaire. La couronne, quoique intacte, étant alors
privée de support à sa base, finit par céder, et la racine,
rasée au niveau de la gencive, reste seule dans l'avéole,
pour en être à son tour graduellement repoussée. Cette
variété a reçu le nom de carie diruptive.

Aucune douleur n'accompagne le début des caries superficielles; mais, à mesure que la destruction de la substance osseuse fait des progrès, le bulbe, moins solidement
recouvert, et protégé par des couches plus minces d'ivoire,
commence d'abord par se montrer sensible aux impressions des corps extérieurs très-chauds, très-froids ou très-
durs; plus tard, la cause la plus légère suffit pour réveiller la douleur; plus tard encore, c'est-à-dire lorsque l'ivoire
est altéré ou détruit jusqu'au bulbe lui-même, celui-ci
s'enflamme, et tous les phénomènes de sa vive irritation
compliquent la maladie principale. Ces phénomènes se renouvellent à des intervalles variables, et ne s'éteignent

que lorsque la pulpe vasculo-nerveuse, étant à son tour frappée de mort, laisse les débris de la dent à l'état de corps étranger, insensible et inerte.

Le diagnostic de la carie dentaire se fonde exclusivement sur l'inspection des organes affectés et sur la découverte des excavations superficielles ou profondes que la maladie y a creusées. Jusque-là on peut bien présumer qu'une dent douloureuse recèle une lésion profonde et cachée, mais il est impossible de déterminer si cette lésion est une carie. Quant au pronostic, il varie selon la situation, l'aspect et la marche plus ou moins rapide du mal. En général, les caries du collet des dents sont plus difficiles à arrêter et entraînent plus sûrement et avec plus de rapidité la perte de ces organes que celles de la couronne. Plus la carie est sèche, c'est-à-dire limitée par un tissu noir, dur, insensible et sans odeur, et plus ses progrès ensuite sont lents. Il en est même qui s'arrêtent spontanément et restent ensuite stationnaires jusqu'à l'âge le plus avancé. Les caries accompagnées au contraire de ramollissement humide de la substance dentaire, d'un suintement sanieux et d'une odeur repoussante, font presque toujours de rapides progrès, et ne s'arrêtent que par la destruction des parties qu'elles envahissent. Enfin, chez les sujets dont la constitution est robuste et les dents pourvues d'une organisation solide, on peut espérer que la carie, ou ne marchera qu'avec lenteur, ou n'atteindra qu'un petit nombre de dents; tandis que, dans des circonstances opposées, il est à craindre que les bords alvéolaires ne soient successivement dépouillés, en grande partie ou en totalité, des organes importants qu'ils supportent.

La première indication à remplir dans le traitement des caries dentaires consiste à éloigner ou à combattre les dispositions organiques générales ainsi que les causes accidentelles, locales qui ont pu faciliter ou déterminer l'invasion de la maladie. Un régime convenable, une propreté exquise de la bouche, l'usage de l'opiat végétal et de l'élixir végétal, l'usage de vêtements chauds, surtout aux pieds et aux jambes, et la tête couverte, le rejet des cosmétiques et des prétendus dentifrices irritants par leurs acides et leur dureté, obtiendront ce résultat.

Les soins sont trop négligés avant et après ; les opérations les mieux exécutées de l'art du dentiste restent souvent sans résultat, la carie fait des progrès, il est nécessaire de suivre le traitement ordonné par le chirurgien-dentiste.

Lorsque la carie est superficielle, il est indiqué de l'emporter avec la lime ; cette sorte d'extirpation des parties malades suffit assez souvent pour conserver indéfiniment le reste de l'organe, ou du moins pour retarder les progrès de sa destruction. Dans les cas plus fréquents où la dent est creusée d'une cavité profonde, il convient, si les rapports du fonds et de l'ouverture de cette cavité le permettent, de l'oblitérer à l'aide d'une substance étrangère, solide et susceptible de faire corps avec l'organe. L'existence de douleurs habituelles s'oppose seule à la pratique de cette opération, jusqu'à ce que l'on ait rendu la dent insensible par la destruction mécanique ou par la cautérisation de son bulbe central. Ces moyens conservateurs doivent être tentés toutes les fois que leur application est praticable. Les dents sont des organes trop importants et trop utiles pour qu'on doive les sacrifier sans une nécessité absolue, et beaucoup de personnes ont à se repentir de la légèreté avec laquelle elles les ont négligées.

Lorsque la carie est très-profonde, que la dent est continuellement douloureuse, qu'elle exhale une odeur infecte et que le mastic ne peut tenir sur elle, sa destruction devient inévitable. Mais dans ces cas encore il est souvent possible de n'emporter que sa couronne et de laisser en place la racine, qui doit être soumise ensuite, pour les dents incisives, aux préparations nécessaires au placement d'une dent à pivot, et pour les dents molaires, aux procédés de destruction du bulbe, indispensables pour y éteindre la sensibilité. Les racines ainsi conservées ont le grand avantage de soutenir les dents artificielles ; si elles occasionnent des douleurs, on doit les extraire et en débarrasser enfin la bouche, leur présence étant plus nuisible que profitable.

L'extraction des dents primitives cariées doit toujours être assez promptement pratiquée, non pour éviter la communication du mal aux dents permanentes, mais parce que les douleurs qu'elles occasionnent entretiennent chez les enfants des fluxions habituelles vers la tête, et que la fétidité de l'haleine et le mélange des miasmes ou des liquides infectés de la bouche avec les aliments ne peuvent que déterminer de fâcheux effets pour les viscères et pour la constitution.

Les ulcérations du bord libre des gencives, telles que celles qui se manifestent durant la stomatite, ou qui sont provoquées par l'abus des préparations mercurielles, ont pour effet de mettre à nu la base des racines des dents, et par suite de détruire leur solidité. Chez les vieillards, et quelquefois, sans cause appréciable bien manifeste, chez les sujets adultes, les gencives reviennent sur elles-mêmes, s'atrophient et abandonnent le collet des dents, en même temps que les alvéoles se resserrent et poussent ces organes au dehors. Les dents semblent alors devenir plus longues; elles font plus de saillie; les bords alvéolaires qui les supportent diminuent d'épaisseur, et elles finissent par tomber spontanément, sans maladie et sans douleur. Cet état est assez souvent lié à l'existence antérieure de douleurs rhumatismales, de dartres ou d'autres exanthèmes chroniques variés, qui ont disparu depuis un temps plus ou moins long, et semblent avoir été remplacés par l'affection des gencives. J'ai vu combattre celle-ci sans utilité à l'aide des stimulants de toute espèce. Les substances émollientes et mucilagineuses, aidées de révulsifs externes, réussissent mieux. Chez une femme, autrefois sujette à des éruptions cutanées, des frictions irritantes sur la peau, un régime sévère, des vêtements chauds, des bains fréquents, ont arrêté les progrès du mal et conservé des dents qui commençaient à s'ébranler et allaient suivre plusieurs autres dont la bouche était déjà dégarnie.

Il est à remarquer que la solidité de l'implantation des dents semble tenir spécialement à l'adhérence des gencives à leur collet. Le tissu fibro-vasculaire des gencives remplace les ligaments dont les autres articulations sont pourvues; il retient la dent, la pousse et la maintient appliquée contre le fond de l'alvéole qu'elle occupe; toutes les fois que, par l'inflammation ou l'ulcération, il perd sa force et relâche ses attaches, les dents se soulèvent, vacillent et menacent de tomber. Elles se raffermissent au contraire lorsque les gencives ont repris leurs adhérences et se consolident autour d'elles.

Consomption des racines des dents.

Les parties osseuses des dents renfermées dans les alvéoles sont moins fréquemment malades que les couronnes de ces organes. J'ai signalé cependant une sorte de carie ou un mode de destruction analogue à cet état, dont les caractères sont assez variés.

Dans quelques cas, les racines des dents frappées de consomption présentent à leur sommet des aspérités nombreuses, séparées par de petits enfoncements irréguliers, au fond de l'un desquels on remarque l'orifice toujours élargi du canal dentaire. Lors de l'extraction de la dent, aucun débris de parties molles n'existe à l'extrémité de la racine, qui présente seulement quelques taches de sang. Le fond de l'alvéole est occupé par des chaires fongueuses, et la membrane alvéolo-dentaire est injectée.

D'autres fois, la racine de la dent est tronquée par une cavité arrondie, à rebords mousses, à parois dures et blanches, à surface polie ou légèrement rugueuse, au fond de laquelle on remarque l'orifice du canal vasculonerveux, un kyste existait sur ce point. On l'emporte quelquefois avec la dent, et le plus ordinairement on le déchire pendant l'opération, de manière à n'en entraîner au dehors que des débris. Dans quelques cas, ces kystes, devenus considérables, ont dilaté les alvéoles, refoulé leurs parois, et donné lieu à des tumeurs qu'il a fallu ouvrir avec la gouge et le maillet.

A la mâchoire supérieure, ils simulent quelquefois des maladies des sinus maxillaires; enfin, il n'est pas très-rare que leurs enveloppes de texture fibreuse deviennent plus épaisses et fibro-cartilagineuses ou même osseuses.

Chez certains sujets enfin, les racines des dents primitives, lorsqu'elles restent en place durant une grande partie de la vie, et quelquefois aussi, mais rarement, les dents permanentes, semblent attachées au fond de l'alvéole par un tissu filamenteux, serré et résistant, qui se déchire lors de l'extraction. La racine de la dent, détruite jusqu'à une hauteur variable, présente alors une surface inégale à laquelle ce tissu adhère.

D'après ces descriptions, la consomption des racines des dents n'est autre chose que le résultat de diverses altérations pathologiques du pédicule vasculo-nerveux, qui, du fond de l'alvéole, pénètre dans le canal dentaire. La substance éburnée de la racine, mise en contact avec des fongosités, avec des kystes séro-fibreux ou avec d'autres productions pathologiques développées au-dessous d'elle, est usée et détruite par le contact et la pression de ces tumeurs comme l'est, en pareille circonstance, le tissu compacte de tous les os. La maladie n'est évidemment pas alors dans la racine, mais dans la partie aux dépens de laquelle s'est formé le corps anormal qui a provoqué l'absorption de la substance éburnée.

Les premiers symptômes de la consomption de la racine des dents, ou plutôt de la lésion organique du pédicule dentaire dont cette consomption n'est qu'un effet, consistent en un sentiment vague de gêne et d'embarras dans l'épaisseur du bord alvéolaire, puis en une douleur sourde, fixe et profonde, qui se développe au-dessous de l'organe affecté, et qui augmente par les fortes pressions.

L'inflammation de la gencive, la mobilité de la dent

malade, la suppuration de la membrane alvéolo-dentaire, la formation de collections purulentes et de fistules dans le voisinage, sont autant de lésions secondaires qui servent à constater, en même temps qu'elles la compliquent, l'existence de la maladie principale.

Aussi longtemps qu'il n'existe que de l'irritation, sans lésion appréciable de l'appareil dentaire, on doit se borner à combattre les accidents qui se manifestent à l'aide des saignées locales, des émollients, des anodins et des révulsifs; mais lorsque la dent se soulève et vacille, que du pus sort de l'alvéole ou se fait jour à travers les gencives ou la joue, l'extraction de l'organe malade ne saurait être différée. S'il existe un kyste et que la substance osseuse de l'os maxillaire soit raréfiée autour de lui, le chirurgien doit diviser cette enveloppe, afin de le découvrir et de l'extraire. J'ai pratiqué plusieurs fois des opérations de ce genre avec le plus grand succès.

A quelque degré de dilatation que l'alvéole et la base de l'os maxillaire soient parvenues, ces parties reviennent sur elles-mêmes et s'oblitèrent avec rapidité aussitôt qu'elles sont débarrassées de la production morbide qu'elles contenaient.

Exostose.

Sous l'influence d'irritations prolongées de l'appareil dentaire, chez les sujets atteints de carie, et quelquefois sans cause, les racines des dents augmentent de volume, tantôt dans toute leur étendue, tantôt dans une partie seulement de leur longueur ou sur un point de leur circonférence. Cette addition de substance a lieu par l'application à leur surface d'une matière osseuse sécrétée par la membrane alvéolo-dentaire; en fendant la dent malade on distingue assez facilement, à sa résistance moindre, à sa couleur jaunâtre, à son aspect corné, ce qui appartient à l'exostose du tissu propre de la racine.

Cette lésion, toujours grave, est difficile à reconnaître; on ne saurait surtout la distinguer, avant l'extraction de la dent malade, de l'affection précédente, car elle donne lieu aux mêmes accidents, se complique d'altérations analogues des parties extérieures, et affecte une marche semblable. Les calmants conviennent aussi longtemps que les symptômes d'irritation existent seuls; mais l'extraction est le seul moyen à employer aussitôt que la dent se soulève, vacille, et que la tuméfaction du rebord alvéolaire annonce l'existence d'un désordre profond dans les parties qu'il protége.

L'exostose, le spina-ventosa de la racine des dents ne réclament pas d'autre moyen de traitement que l'extraction.

L'inflammation de la membrane fibreuse qui tapisse la cavité des alvéoles peut devenir le siége d'irritation et de phlogose, soit à l'occasion de quelqu'une des affections précédentes qui se sont étendues jusqu'à elle, soit sans lésion préalable du tissu dentaire à l'état aigu : cette maladie est assez fréquente chez les femmes nouvellement accouchées, ainsi que chez les enfants. Un courant d'air froid dirigé sur la joue suffit en beaucoup de circonstances pour déterminer son invasion et ses progrès; la gencive se tuméfie, devient rouge, et son gonflement se propage quelquefois à la joue.

A l'état chronique, l'affection est peu douloureuse; la gencive se détache en grande partie des dents dont la

membrane est malade ; ces organes s'ébranlent, un pus
fétide se fait jour autour de leur couronne, et elles tom-
bent si on n'arrête pas la maladie.

Pour combattre les symptômes de la phegmasie aiguë,
rechercher et détruire les causes qui entretiennent celle
qui est chronique, recourir à l'usage de l'opiat végétal et de
l'élixir végétal, il faut, avant de s'adresser à un dentiste
adroit, se faire nettoyer les dents et opérer les gencives.

Nécrose.

L'inflammation portée à un très-haut degré et la suppuration prolongée de la membrane alvéolo-dentaire sont
quelquefois suivies de la destruction de cette sorte de périoste et de l'isolement des dents. Mais la cause la plus
commune de cet accident consiste dans les stomatites gangréneuses et les charbons des parois buccales. Les dents
isolées des gencives perdent leur aspect, vacillent et tom-
bent ; ou si elles restent dans leurs avéoles, elles y entretiennent des suppurations fétides qui obligent à les extraire.
Leur présence au milieu des parties malades ne peut être
supportée. Après leur extraction on trouve souvent leur
racine noirâtre, rugueuse et usée par l'absorption, comme l'est la surface des séquestres des os tous retenus dans
l'intérieur des chairs.

Fongosités de la pulpe dentaire.

J'ai vu des fongosités nées du pédicule des dents attaquer leurs racines et y déterminer cette forme d'usure

connue sous le nom de consomption; quelquefois cet état fongueux se propage à tout le canal dentaire, qui se trouve élargi et occupé par un cordon vasculeux plus dense et plus épais que dans l'état normal. Les dents cariées, lorsque l'ouverture morbide pénétre jusqu'à leur cavité centrale, sont quelquefois surmontées d'un tubercule rougeâtre, solide, très-sensible au contact des corps étrangers, formé par la végétation du tissu vasculo-nerveux du bulbe mis à découvert par la maladie; cette tumeur, on doit la détruire à l'aide de l'excision, de la cautérisation, ou plus simplement de l'extraction de la dent qui la supporte.

Ossification du bulbe.

Lorsque les dents successivement usées par l'âge ou par le peu de résistance de leur tissu sont sensibles, on doit les cautériser au fer chaud et faire usage de l'élixir végétal camphré.

Dans les dents profondément cariées se forme quelquefois, vis-à-vis de l'ouverture anormale faite à leur cavité par la maladie, une concrétion osseuse, irrégulièrement arrondie, saillante et comme suspendue du côté du bulbe qu'elle comprime, et dont elle contribue, selon toute apparence, à augmenter l'irritation. Cette complication de la carie dentaire ne peut être reconnue pendant que l'organe occupe encore sa place; elle n'ajoute rien d'ailleurs aux indications fournies par la maladie principale.

Quels que soient leur siége et leur degré d'intensité, la plupart des maladies qui viennent d'être successivement passées en revue donnent assez souvent lieu à des affections secondaires plus ou moins graves, qui les compliquent et réclament, dans la plupart des cas, un traitement spécial, énergique.

Douleurs et fluxions dentaires.

Toutes les fois que la pulpe dentaire est mise à nu, ou seulement dépouillée en grande partie de la couche éburnée qui la recouvre, les maladies des dents s'accompagnent de douleurs vives, lancinantes, que le voisinage de l'encéphale contribue encore à rendre intolérables. Cette pulpe, dans la composition de laquelle entrent tant d'éléments nerveux, est excessivement sensible aux impressions de l'air extérieur, ainsi qu'à celles du chaud et du froid des substances alimentaires; elle s'irrite aisément; et, comme sa substance est contenue dans une sorte de capsule inextensible, son inflammation s'accompagne d'une compression ou d'une sorte d'étranglement qui accroît encore la violence des symptômes. Cette phlogose du bulbe dentaire a pour effet la désorganisation du tissu vasculo-nerveux qui en est le siége, et sa conversion en une substance molle, fongueuse, comme pultacée et insensible. La dent malade alors devient inerte et reste dans la bouche comme un corps étranger dépourvu de toute action vitale. Mais, avant que cet effet soit produit, l'irritation et la phlogose se renouvellent un plus ou moins grand nombre de fois dans les parties et occasionnent des douleurs souvent telles, que les malades préfèrent sacrifier l'organe affecté plutôt que de les supporter plus longtemps.

En beaucoup de cas, lorsque la douleur dentaire persiste, sans qu'elle ait acquis une très-grande intensité, on voit le sang affluer vers la région qu'occupe la dent malade, la chaleur s'y développe, la joue correspondante se tuméfie, la salive afflue en plus grande quantité dans la bouche, l'appétit s'éteint, la fièvre s'allume, et tous les phénomènes d'une inflammation phlegmoneuse locale se développent.

Les fluxions, on nomme ainsi vulgairement les tuméfactions de ce genre, peuvent survenir à l'occasion de toutes les lésions de la substance des dents, ou succéder aux opérations, quelles qu'elles soient, que l'on pratique sur ces organes. La promptitude de leur développement est subordonnée à la sensibilité variable des sujets, au degré de développement de leur système sanguin, et à la facilité plus ou moins grande avec laquelle se forment chez eux les congestions locales. Toutes les fois qu'elles ont lieu, il convient de les combattre, d'une part à l'aide des antiphlogistiques généraux et locaux, ainsi que des révulsifs éloignés dont on fait usage contre toutes les inflammations ; et, de l'autre, en prescrivant l'usage de substances propres à calmer la douleur qui a provoqué et qui entretient ou aggrave encore les accidents. Faire saigner les gencives, des sachets remplis de fleurs de sureau, modérément échauffées, et sur lesquelles de l'eau bouillante a été jetée, appliqués sur la joue tuméfiée ; des boissons délayantes, des lavements émollients, des pédiluves sinapisés répétés plusieurs fois par jour : tels sont les moyens les plus propres à modérer et à faire cesser la congestion sanguine locale. En même temps que l'on insistera sur leur usage, le malade se servira fréquemment de gargarismes composés de décoction de racine de

guimauve miellée ou de lait, dans lequel des figues grasses auront bouilli, et auxquels on ajoutera de faibles
quantités d'extrait gommeux d'opium. J'ai souvent fait
cesser en peu d'heures les douleurs causées par la carie,
en portant et en laissant fondre dans l'excavation de la dent
malade de petites pilules de cette substance; le malade re-
nouvelle ces pilules, la dent devient presque insensible.
L'extrait gommeux d'opium réussit mieux alors que le laudanum ; la cautérisation du nerf dentaire, à l'aide d'un
stylet rougi au feu, est une opération efficace. Les acides
minéraux ne conviennent pas, à raison du danger qu'ils
présentent à se délayer dans la salive, et à étendre leur
action aux parties voisines du siége du mal. Quant aux
élixirs non propres aux dents, ils ne procurent un certain
calme qu'en développant dans la bouche une sensation
très-vive de brûlure ou d'astriction, accompagnée d'un
afflu considérable de liquides salivaires, et qui fait taire la
douleur dont la dent est le siége.

Quelquefois, cependant, cette douleur s'apaise pendant
la durée de l'excitation buccale que détermine le remède ;
mais presque toujours le soulagement n'est que momen-
tané, et la souffrance reparaît à mesure que la stimulation
extérieure décroît d'intensité ; si pour renouveler ce calme
trompeur, dans l'espérance qu'il deviendra définitif, on
insiste sur les moyens dont il s'agit, ils augmentent bientôt l'irritation locale, l'étendent à une grande partie de la
bouche et donnent plus d'intensité à l'inflammation
fluxionnaire qui se développe ensuite.

Dans tous les cas, aucune opération d'extraction, ni
mastics et dents artificielles ne doivent être faits pendant
que la phlegmasie locale a toute sa violence ; ces opérations

déterminent toujours elles-mêmes une douleur et une excitation plus ou moins intenses qui aggraveraient les accidents. Si même la fluxion est considérable et survient à
l'occasion de l'application de quelques pièces artificielles
ou de l'obturation d'une carie dentaire, il faut débarrasser
la bouche des corps étrangers qu'on y a placés, et attendre
que la douleur soit apaisée pour les poser de nouveau et
accoutumer les parties à leur présence.

Abcès.

La terminaison la plus heureuse et aussi la plus fréquente des inflammations fluxionnaires des joues et des
gencives est la résolution. Après quelques jours de durée,
la douleur dentaire s'apaise, la tuméfaction extérieure décroît, et rentre dans l'état normal. Chez beaucoup de sujets cependant, la suppuration a lieu et une collection
purulente se forme, tantôt au dehors, sous les téguments,
tantôt au dedans de la bouche, sous la membrane muqueuse et dans le tissu des gencives. Une tuméfaction circonscrite, d'abord dure, puis molle et fluctuante, qui persiste après la disparition presque entière de l'appareil inflammatoire environnant, indique le siége de l'abcès, qu'il
convient d'ouvrir à l'aide d'une lancette et favorisé par
des gargarismes émollients.

Fistules.

Lorsque les fluxions et les abcès se renouvellent fréquemment à l'occasion de maladies profondes de la couronne
ou de la racine des dents, la membrane alvéolaire participe

à la phlogose, perd ses propriétés normales, suppure quelquefois, et l'ouverture de l'un des foyers finit par persister
à l'état fistuleux. Ces fistules dentaires peuvent s'ouvrir
à la base de la gencive, près de la racine de la dent
malade; j'en ai observé une qui, déterminée par la première petite molaire supérieure de côté droit, avait son
siége près de la base de l'orbite. Le diagnostic de
ces fistules est quelquefois assez obscur et assez difficile
à établir. Elles présentent une ouverture ordinairement
étroite, dont les bords sont muqueux et élevés, tandis que
leur voisinage est resserré et déprimé; elles ne peuvent
admettre qu'un stylet très-fin qui se dirige du côté de la
dent malade, et fait quelquefois sentir des os dénudés au
fond du trajet qu'il a parcouru : en examinant les dents
du voisinage, on en découvre presque toujours quelqu'une
qui est, ou atteinte de carie, ou privée complétement de
sa couronne, ou douloureuse à la pression et à la percus-
sion; enfin, le malade a éprouvé plusieurs fluxions suivies
d'abcès, occasionnées par la douleur dentaire, et à la
suite desquelles l'ouverture fistuleuse qu'on observe a per-
sévéré. Ces observations et ces renseignements ne permettent plus de méconnaître la nature du mal. La dent affectée doit être aussitôt extraite; le fond de l'alvéole mis
à nu se resserre, ses parois se rapprochent, se cicatrisent,
et le trajet fistuleux, n'ayant plus rien qui l'alimente, s'o-
blitère spontanément.

L'action de limer les dents, que le vulgaire considère
encore comme dangereuse et nuisible, bien qu'elle soit
parfaitement inoffensive, est indiquée pour enlever les
caries superficielles des côtés et des angles des dents incisives et molaires; pour séparer les unes des autres des

dents trop rapprochées, que leur pression mutuelle rend douloureuses ou empêche d'entrer en rang; pour faire cesser la pression isolée, gênante et nuisible de quelque dent trop longue ou trop saillante d'une arcade sur les dents correspondantes de la mâchoire opposée; enfin pour enlever les inégalités anguleuses qui résultent de la fracture des dents ou de leur destruction par la carie, et qui irritent, blessent et souvent ulcèrent les joues, la langue ou les lèvres.

Les limes dont on fait usage alors doivent être douces, fines, amincies ou carrées sur leurs bords, convexes ou planes à l'une ou à l'autre de leurs faces et quelquefois sur toutes les deux en même temps; enfin lisses ou garnies d'aspérités de l'un ou de l'autre côté ou sur tous les deux, afin de n'entamer, selon les cas, qu'une seule des dents rapprochées ou leurs parties correspondantes déjà malades. Le sujet étant convenablement situé et maintenu, le chirurgien-dentiste écarte avec les doigts de l'une des mains les lèvres ou les parois des joues, et appuyant l'indicateur de cette main sur la dent malade, afin de l'affermir et de modérer l'agacement et les secousses que lui imprimera la lime, saisit cet instrument avec la main restée libre et le porte contre les parties à enlever. Le frottement doit être doux, lent, léger, exempt de saccades; le grand point est d'agir avec sûreté, en évitant l'ébranlement et la douleur; car l'opération sera toujours terminée assez vite si elle a lieu sans irriter les parties sensibles qui animent la dent et tapissent la cavité alvéolaire. De temps à autre, la lime sera plongée dans l'eau froide, afin de prévenir son échauffement et de nettoyer sa surface, en même temps qu'on examinera les progrès de la destruction et que l'on calculera l'étendue qu'on doit lui donner encore.

Dans la plupart des cas, surtout lorsqu'on lime les dents incisives atteintes de carie, il convient de diriger l'instrument de manière à ménager autant que possible la face antérieure de l'organe, et à faire porter l'abrasion sur sa face opposée, qui est cachée à la vue. Après l'enlèvement des concrétions salivaires ou du tartre, si la base des dents reste rugueuse et paraît altérée, on peut passer sur les inégalités de leur surface une lime douce, et les frotter ensuite avec un morceau de racine d'une plante qui a la vertu de brunir et rétablir le poli de l'émail ou de l'ivoire.

Cautérisation.

L'application du feu sur les dents cariées et douloureuses est un des moyens les plus sûrs qu'on puisse mettre en usage, soit pour borner les progrès de leur destruction, soit pour désorganiser la pulpe vasculo-nerveuse irritée qu'elles renferment et les réduire à l'état d'inertie. Cette opération doit être pratiquée à l'aide d'un cautère qui représente une tige de fer mousse de trois à quatre lignes de longueur, surmontée d'un manche à facettes.

Le chirurgien-dentiste porte d'abord, à l'aide de pinces fines et déliées, une boulette de coton au fond de la cavité dentaire, afin de la dessécher. Il la débarrasse même, au besoin, en se servant d'une tige métallique, des débris d'aliments ou des portions osseuses trop humides et trop molles qu'elle renferme ; puis, recevant le petit cautère de la main d'un aide, il en porte l'extrémité styliforme sur les parties malades et les brûle jusqu'à une profondeur convenable. Si une première application paraît insuffisante, il est facile de la renouveler.

S'il s'agit de cautériser une carie superficielle et hu-

mide, la tige de l'instrument doit être arrondie et médio-
crement volumineuse ; on doit se borner à la promener
sur la surface malade, sans chercher à pénétrer dans le
canal dentaire. Cette opération, suivie ou précédée de
l'action de la lime, est souvent utile dans les caries avec
ramollissement des dents incisives. Pour détruire la pulpe
nerveuse des dents cariées, on emploie les caustiques,
dont l'impression est généralement moins redoutée des
malades; pour exécuter ce procédé, dont nous avons signalé
plus haut les inconvénients, la cavité de la carie ayant été
préparée comme il a été dit plus haut, une goutte de quelque acide minéral concentré, ou d'une forte dissolution
alcaline, doit être portée aussi profondément que possible
dans l'excavation morbide. Au-dessus d'elle on entasse à
l'aide de fouloir une boulette de coton qu'on laisse séjour-
ner dans la cavité morbide jusqu'à ce que l'action du
caustique soit entièrement épuisée. Le chirurgien-dentiste
a dû auparavant s'assurer de la situation de l'ouverture
de la dent, rompre le plancher plus ou moins épais resté
intact au-dessus de la pulpe. Sans cette précaution, le
caustique, ne pouvant pénétrer jusqu'à cet organe, devien-
drait presque inutile.

La destruction du nerf dentaire, opérée mécaniquement
à l'aide d'une tige métallique, ou d'un stylet aigu, monté sur
un mauche, et recourbé à son extrémité. Cet instrument
doit servir à nettoyer l'excavation faite par la carie jusque
dans les profondeurs du canal dentaire. Promenez sur tous
les points de sa surface interne l'instrument; nettoyez la
cavité jusqu'à la pulpe, et introduisez une goutte d'alcali
aussi profondément que possible dans l'excavation morbide. Toutes les cavités formées sur les dents par la carie

peuvent être soumises à cette opération. Après avoir examiné si la disposition de la cavité dentaire est susceptible d'obturation, il importe de s'assurer que la dent n'est pas douloureuse, que son bulbe n'est point irrité et qu'un plancher assez solide, pour supporter l'effort du métal, le recouvre et le protége encore. On n'emploiera pour mastiquer les dents creuses que de l'or ou du platine, ou du métal fusible.

Luxation.

Lorsque la couronne des dents est seule malade, que toutes les parties molles environnantes sont dans l'état normal, que l'organe affecté conserve une grande solidité, et semble pouvoir être longtemps conservé, on peut se borner à la luxer, afin de rompre son pédicule nerveux et d'apaiser ainsi les douleurs dont il est le siége. Cette opération, souvent pratiquée avec succès, présente l'incontestable avantage de ne pas dégarnir la bouche; mais elle est impraticable toutes les fois que l'alvéole, l'os maxillaire, ou même les gencives sont profondément altérés. La cavité alvéolaire, dans laquelle on replante, après la luxation, la dent en partie extraite, se resserre ordinairement sur la racine, la retient avec force, et lui rend sa solidité première. La dent reste étrangère à l'organisme, quoiqu'elle remplisse mécaniquement ses fonctions aussi bien que les autres; mais quelquefois aussi les parois de l'alvéole, et surtout sa membrane interne, s'irritent, s'enflamment, suppurent, et l'on est obligé d'achever l'extraction de l'organe. Relativement au procédé opératoire, il ne diffère de celui de l'extraction qu'en ce que la dent saisie, au lieu d'être entièrement retirée de l'alvéole, n'est qu'à moitié sortie, et ensuite remise en place et maintenue.

Ablation de la couronne des dents.

L'ablation est une opération qui consiste à enlever la couronne des dents profondément cariées, douloureuses, et qu'il est impossible de conserver par aucun autre moyen. Cette ablation, généralement abandonnée pour les dents molaires, n'était plus appliquée qu'aux incisives et aux canines, dans l'intention d'en conserver les racines et de les préparer à supporter des dents à pivots. Quand les gencives sont bonnes, on peut conserver les racines des dents gâtées, qui, convenablement cautérisées et rendues par là non douloureuses, soutiennent les gencives, servent de supports aux dents voisines, et peuvent rendre encore d'utiles services ; on a érigé en principe de ne les sacrifier que dans les cas où elles sont elles-mêmes profondément altérées, au moyen de pinces portées sur le collet, qui se trouve divisé d'un seul coup. Cette opération, infiniment moins douloureuse que l'extraction, mérite de fixer l'attention ; et soit qu'on lui fasse succéder la préparation des racines, afin d'y placer des dents à pivot, ce qui est facile pour les incisives, les canines et les petites molaires ; soit qu'on se borne à la cautérisation des nerfs dentaires, afin de faire seulement cesser la douleur dans les racines restées en place, elle promet de tels avantages, qu'il est à désirer qu'elle devienne l'objet nouveau dont on ne saurait d'ailleurs avoir aucun inconvénient grave à redouter.

Lorsque ni l'oblitération des caries dentaires, ni la

destruction des nerfs des racines, à l'aide du cautère ou du stylet, ni l'action de la lime, ni enfin la luxation ou le déchappellement dont il vient en dernier lieu d'être question, ne permettent de conserver les dents, et que leur présence dans la bouche est manifestement plus nuisible qu'utile, il faut absolument les extraire, et mettre ainsi un terme aux accidents ou aux incommodités qu'elles entretiennent. Mais ce sacrifice ne doit jamais être résolu avant d'avoir acquis la conviction que des moyens plus doux seraient entièrement inefficaces. L'inflammation chronique de la membrane alvéolo-dentaire, la consomption ou l'exostose de la racine, l'établissement de fistules dentaires incommodes, telles sont les cas principaux où l'extraction est rigoureusement indiquée. Toutes les fois que la couronne seule est malade, les procédés de conservation de la totalité, ou du moins de la base de l'organe affecté, doivent être d'abord tentés.

Bien qu'un sujet se plaigne de douleurs dentaires vives, continues, insupportables, il est quelquefois difficile, dans le cas de maladies profondes des racines ou des alvéoles, de reconnaître les dents qui occasionnent d'aussi cruelles souffrances, et que l'on doit soumettre à l'extraction. Lorsque la douleur existe depuis quelque temps, elle se propage presque toujours à une partie plus ou moins considérable de l'arcade dentaire, de telle sorte que le malade ne distingue pas des autres la dent réellement affectée, ou même désigne au dentiste quelqu'une des dents voisines. Il faut alors ne s'en rapporter qu'avec défiance à ces déclarations, et examiner attentivement toutes les dents du côté malade. Des pressions exercées sur elles, des percussions faites sur leur couronne indiquent bientôt, par les douleurs plus vives qu'elles y occasionnent, celle qui est réellement affectée ; si, en même temps, la dent douloureuse est altérée dans sa couleur, ou creusée par la carie à sa surface, le diagnostic ne peut plus être douteux.

Lorsque sur le côté malade existent plusieurs dents également excavées, un stylet porté dans leur cavité peut servir à faire distinguer des autres celle sur laquelle on doit porter l'instrument. Mais, malgré la plus minutieuse attention, il arrive quelquefois que la sensibilité de plusieurs dents étant en même temps exaltée, on ne peut déterminer positivement celle qui a été le point de départ des accidents, et que l'on est obligé de choisir un dentiste capable de distinguer la dent malade pour en faire l'extraction.

L'extraction des dents est susceptible d'occasionner de graves accidents. La contusion très-violente des gencives, les déchirures et les blessures de la langue ou des joues sont des lésions qu'il est toujours possible d'éviter en faisant agir les instruments avec prudence, en dégageant d'une manière convenable le collet des dents, et en plaçant au-dessous du panneton de la clef ou de tous autres instruments une compresse de linge et coton ; faire un tampon, afin d'en amortir la pression. Quand une dent est fracturée, il faut s'occuper de l'extraction de la racine, sinon les symptômes d'irritation, qui ne manquent pas de se manifester, forment bien souvent une fistule qui devient nuisible et fait beaucoup souffrir le malade ; elle peut devenir ulcéreuse très-promptement si le sujet est scrofuleux.

En pratiquant l'extraction des dents des enfants, on peut enlever en même temps le follicule de la biscupide secondaire, qui était libre et flottant au milieu des racines des dents temporaires et déjà recouvert du tubercule externe de sa couronne. Cet accident, quoique fort rare, doit engager à n'opérer qu'avec circonspection l'évulsion des biscupides enfantines, et alors seulement que les follicules de remplacement ont déjà un degré d'organisation assez avancé pour ne pas être exposés à sortir de leur place.

De tous les accidents qui peuvent succéder à l'arrachement des dents, un des plus communs et quelquefois des plus graves est l'hémorragie. Le sang provient alors de sources diverses qu'il importe de bien reconnaître avant de s'occuper de porter remède à son écoulement. Dans tous les cas, une perte médiocre de liquide, loin d'exciter de l'inquiétude, doit au contraire être favorisée à l'aide de lotions aqueuses ou mucilagineuses tièdes. Les hémorragies légères ou modérées procurent un dégorgement salutaire, et qui prévient ou fait avorter en quelque sorte à l'avance les accidents inflammatoires qui tendraient à survenir.

Mais, lorsque la perte du sang se prolonge outre mesure et menace le sujet d'un notable affaiblissement, il convient d'y mettre un terme sans retard. L'hémorragie provient-elle de la déchirure de gencives fongueuses, noirâtres, frappées de scorbut, des lotions styptiques, avec une dissolution alumineuse ou avec de l'acide sulfurique étendu d'eau, suffiront presque toujours pour l'arrêter. Quelques fragments d'os, en piquant la gencive déchirée, entretiennent-ils son saignement, il faut procéder à leur recherche, les extraire, puis rapprocher les deux parties molles dilacérées et les maintenir en contact. Enfin, dans quelques cas, le sang provient du rameau artériel qui faisait partie du pédicule de la dent extraite,

et qui a dû nécessairement se rompre lors de l'opération.
Le sang s'échappe alors du fond de l'alvéole sans qu'il y
ait de fracture considérable aux os, ni de déchirure, ni
altération pathologique du tissu de la gencive, et s'écoule
en quantité plus ou moins grande. Il faut alors oblitérer
solidement la cavité alvéolaire au moyen d'une boulette
de charpie et de cire fortement roulée entre les doigts et
surmontée de tampons et de petites compresses suffisamment élevées pour que le rapprochement des mâchoires
assure la compression et s'oppose au soulèvement de l'appareil, par l'effort que le sang ne manque pas d'exercer.
Faites prendre un bain de pieds, il est rare qu'elle ne s'arrête pas.

Les luxations de la mâchoire inférieure, la syncope,
les mouvements convulsifs et quelques autres accidents
généraux dont l'extraction de dents peut encore être suivie, ne réclament pas dans cette circonstance particulière
d'autres soins que dans toutes les autres.

Prothèse dentaire.

La réparation des pertes que les arcades dentaires ont
subies constitue la branche la plus importante et la plus
difficile de l'art du dentiste. Pour y exceller, il faut être
à la fois mécanicien, ingénieux et opérateur habile ; il faut
savoir exécuter avec adresse ce que l'esprit a conçu avec
lucidité : rien ne peut remplacer l'éducation manuelle convenablement dirigée, et nous devons nous borner à l'exposition sommaire des règles générales relatives à la con-
struction des pièces artificielles destinées à remplacer les
dents.

La transplantation des dents consiste, après avoir extrait une dent gâtée, à placer immédiatement, dans l'alvéole devenue vide, une surdent récemment arrachée à un individu sain. Ce procédé n'est applicable que pour les dents à une seule racine ; autant que possible, il faut que la racine nouvelle soit un peu plus petite.

On prend ordinairement pour remplacer des dents d'adultes celles de jeunes sujets : alors les parois osseuses ainsi que les gencives se resserrent autour du corps étranger, l'embrassent avec force et sert pendant de longues années entre les autres dents dont il partage les fonctions.

Les dents artificielles qui conviennent le mieux sont, pour un dentier entier, sont celles d'hippopotame ou des surdents prises sur des sujets bien sains, ou des dents minérales assorties pour la couleur à celles des organes entre lesquels on se propose de les placer.

Les pièces isolées ou complexes, fabriquées en ivoire, en cheval marin ou en d'autres matières du même genre, ont l'inconvénient de se corrompre comme les personnes mortes. Ces accidents présentent de très-graves inconvénients : de se pénétrer des liquides muqueux et salivaires de la bouche, de s'altérer promptement, d'acquérir une couleur jaune, noirâtre, désagréable, et de s'imprégner d'une odeur repoussante. Toutes les personnes qui ont besoin de dents artificielles feront bien de recommander à leur dentiste de ne se servir que des surdents naturelles et de l'hippopotame pour remplacer celles qui leur manquent.

Toutes les dents artificielles doivent être montées en or ou en platine, à pivot ou à coulisse pour les pièces isolées.

On ne peut employer que de l'or ou du platine pour un dentier entier, afin que la personne qui doit le porter n'ait aucune crainte nuisible à sa santé.

Pathologie chirurgicale. — Des ulcères scorbutiques en particulier.

Lorsqu'il existe depuis longtemps des ulcères scorbutiques au visage, et que la maladie a commencé dans l'intérieur de la bouche, sur les gencives, à la surface interne des joues, on reconnaît ces ulcères aux signes généraux du scorbut, et aux signes qui sont particuliers à l'ulcère lui-même. Il sera utile de remarquer que, lorsqu'il est l'effet immédiat du scorbut, une tache livide, ni saillante, ni rugueuse, apparaît d'abord; cette tache formée par du sang, en partie infiltré et en partie réuni en petits foyers, s'étend peu à peu, gagne insensiblement les parties voisines, et n'est accompagnée d'aucun signe d'inflammation; ou bien il se forme une foule de petites ecchymoses, semblables à des piqûres de puce; puis une bulle se crève, qui donne issue à une humeur roussâtre, et il reste un ulcère.

Cet ulcère, devenu scorbutique, prend certains caractères particuliers, s'élargit, gagne en profondeur, devient blafard et violacé, et comme dans tous les cas un ulcère scorbutique se trouve formé.

Cancer de la mâchoire inférieure.

Chez beaucoup de sujets, le cancer des lèvres, lorsqu'il est abandonné à lui-même, étend successivement ses ravages à l'os maxillaire inférieur. Cet organe se tuméfie alors, se ramollit et donne naissance aux fongosités qui constituent le fond de la plaie. La simple ablation des parties molles externes ne suffit plus dans des cas aussi graves ; il faut attaquer, en agissant sur l'os lui-même, les racines du mal. Plusieurs circonstances peuvent alors se présenter et nécessiter l'exécution d'opérations différentes.

Le cancer n'a quelquefois atteint encore que la surface externe la plus superficielle de l'os, près du rebord alvéolaire. Il n'y a autour de la plaie aucune tuméfaction, aucun ramollissement appréciable de la substance osseuse. Le malade n'a profondément ressenti aucune douleur lancinante ; les dents ne sont pas ébranlées, ou celles qui correspondent à la maladie extérieure ont seules perdu de leur solidité. Le chirurgien dentiste peut alors, après avoir emporté les parties molles affectées, se borner à arracher les dents malades, à échancrer le bord alvéolaire, à ruginer l'os, et à détruire à l'aide du cautère actuel, chauffé à blanc, tout ce qui peut avoir participé à la dégénérescence cancéreuse. La plaie de la lèvre sera faite par une section elliptique ; et, quoiqu'une brûlure profonde en occupe sa partie moyenne, on pourra, après la chute des escarres, obtenir la réparation successive de l'organe, ou suppléer, après la guérison, à la perte de la substance qu'il conserve, au moyen d'une pièce artificielle qui retienne la salive, serve à l'articulation des sons et cache la difformité. La chéoplastie peut encore, dans ces cas, être pratiquée avec succès.

Des ulcérations cancéreuses, nées dans l'intérieur de la bouche, à la base de la langue, ou des tumeurs des gencives et des alvéoles, devenues fongueuses et ulcérées, peuvent se propager encore à l'os maxillaire inférieur, et détruire une partie de sa substance. Ces cas réclament, comme les précédents, lorsque la maladie de l'os est superficielle et bornée à d'étroites limites, l'excision de toutes les parties molles dégénérées, puis l'enlèvement, au moyen de la rugination, de la surface osseuse ramollie, et enfin la cautérisation profonde des racines du cancer. Le cautère actuel est alors infiniment préférable aux caustiques solides ou liquides les plus vantés, et l'on ne doit jamais craindre d'en porter l'action trop loin.

Lorsque la mâchoire inférieure est tuméfiée dans toute son épaisseur, que son corps est ramolli, que le cancer a manifestement pénétré toute sa substance, il devient indispensable de retrancher complétement sa portion altérée.

Cancer de la langue.

Des ulcérations déterminées par la saillie inégale de quelque dent, ou succédant à des aphthes symptomatiques d'affections vénériennes prolongées, constituent l'origine la plus commune des cancers de la langue. On les voit cependant débuter, chez certains sujets, par des boutons chancreux analogues à ceux des lèvres ; des tumeurs fongueuses, érectiles, leur ont aussi, quoique rarement, donné naissance. Enfin, ils commencent quelquefois par des engorgements durs, squirreux, indolents, circonscrits, d'étendue variable, qui, après être demeurés inaperçus pendant un temps assez long, deviennent le siége d'élancements de plus en plus fréquents et vifs, et dont le sommet se ramollit et s'ulcère. Les érosions cancéreuses de la langue présentent, dans presque tous les cas, un fond grisâtre, livide, facile à faire saigner , d'où s'écoule une matière plus ou moins fétide. Leurs bords sont durs, rouges, renversés en dehors. Leur fond est formé par une base squirreuse, épaisse, presque toujours exactement séparée des parties saines voisines. Les progrès de ces affections sont assez lents. Elles déterminent toutefois l'engorgement des ganglions lymphatiques sublinguaux et sous-maxillaires ; et, à raison des obstacles qu'elles opposent à l'alimentation, aussi bien que par l'infiltration, dans les voies de la déglutition et de la respiration, de la sanie qui découle de l'ulcère, elles ne tardent pas à exercer sur l'ensemble de l'organisme une telle influence, que la mort a presque toujours lieu avant même que la langue soit complétement envahie.

Les engorgements syphilitiques de cet organe ressemblent quelquefois si bien aux squirres, qu'il est presque impossible d'établir entre ces lésions un diagnostic certain. Cependant les premiers sont plus larges , plus diffus que les seconds, ordinairement placés au centre plutôt qu'à la pointe ou sur les bords de l'organe, sillonnés de gerçures ou de fentes profondes, à bords inégaux, et qui ne fournissent aucune suppuration appréciable ; enfin, ces engorgements n'ont que peu de tendance au ramollissement et à l'ulcération, et, lorsqu'ils affectent ces terminaisons, ils dégénèrent en véritables cancers.

Les saignées locales, opérées sur le lieu malade lui-même, les gargarismes émollients et narcotiques, un silence presque absolu, un régime exclusivement composé de substances douces et molles, sont autant de moyens spécialement applicables au traitement des ulcérations d'apparences cancéreuses de la langue. Ce n'est qu'après en avoir épuisé l'action qu'il convient de recourir à la destruction du siége du mal. La pâte arsenicale ne saurait évidemment être employée, et les autres caustiques, tels que le nitrate acide de mercure, ne conviennent que peu, à raison de l'épaisseur considérable de la couche fibro-squirreuse qu'il faudrait détruire. L'instrument tranchant fournit donc presque seul une ressource assurée.

Cancer du pharynx.

Les membranes qui contribuent à former l'arrière-bouche et le pharynx ne sont heureusement pas disposées à contracter facilement la nuance d'irritation dont le cancer est le résultat. Lorsque cependant cette affection s'y developpe, elle est ordinairement annoncée par un sentiment vague d'embarras à la gorge et de gêne durant la déglutition. En examinant l'arrière-bouche, on y reconnaît à l'œil et au toucher une tumeur dure, circonscrite, indolente, occupant une partie plus ou moins grande des parois pharyngiennes.

Après un temps variable, des douleurs lancinantes se font sentir; l'engorgement augmente de saillie aussi bien que de largeur; la gêne qu'il occasionne devient plus considérable, les aliments et les boissons refluent fréquemment par les fosses nasales; enfin, une ulcération à bords durs, renversés, inégaux, à fond blafard, grisâtre ou fongueux, apparaît sur les parties malades. Dans ses progrès successifs, elle atteint, en avant et en haut, les piliers du voile du palais et les ouvertures postérieures des fosses nasales, en bas l'origine de l'œsophage, les environs du larynx et la base de la langue. Les douleurs deviennent

de plus en plus vives ; la voix s'altère, s'affaiblit et s'é-
teint ; une matière sanieuse, sanguinolente et fétide, est
rejetée avec effort, et la déglutition devenant impossible,
il faut, pour faire parvenir jusqu'à l'estomac les boissons
et aliments, se servir d'une sonde de gomme élastique
introduite dans l'œsophage. Cette sonde, portée d'abord
par la bouche, sera ramenée ensuite et fixée dans les fosses
nasales, si sa présence au milieu des parties ulcérées ne
cause pas trop de douleur et d'irritation.

Le cancer est au-dessus des ressources de l'art. On ne
peut que le combattre à son début, à l'aide des médica-
tions générales et locales précédemment indiquées, et surtout au moyen des sangsues appliquées sur les parties
altérées elles-mêmes. Lorsque la maladie est encore circonscrite, et que cependant elle se montre rebelle aux
traitements les mieux appropriés, il serait peut-être possible de porter, jusque sur les parties qu'elle affecte, un
cautère en roseau ou des caustiques liquides, tels que l'a-
cide hydrochlorique ou le nitrate acide de mercure.

Si l'instrument tranchant semblait préférable, ce serait
au génie du chirurgien à instituer, en présence des diffi-
cultés, le procédé opératoire le plus convenable pour les
surmonter.

Cancers de la parotide et des ganglions sous-maxil-laires.

Il est assez rare que le tissu de la parotide, non plus
que celui des autres glandes salivaires, contracte l'endurcissement squirreux, et devienne le siége de cancers ra-
mollis ou ulcérés ; presque toujours, les tumeurs décrites

ou extirpées, comme appartenant à la parotide, ne sont que des squirres ou des cancers des ganglions semés en assez grand nombre dans la région que cette glande occupe, ou au-dessous de l'angle et des branches de l'os maxillaire inférieur. L'erreur est d'autant plus facile à comprendre, que, lorsqu'ils se tuméfient et s'endurcissent, les ganglions situés au-devant de la parotide la refoulent, la compriment, l'atrophient et la réduisent enfin quelquefois à une lame presque celluleuse, peu épaisse ; d'où il résulte qu'après l'extirpation de ces ganglions, un vide si considérable existe entre l'apophyse mastoïde et la mâchoire, que la glande semble ne plus s'y trouver.

Mais on conçoit difficilement que la parotide puisse être complétement enlevée sans donner lieu, par l'ouverture presque inévitable de la carotide externe ou de ses principales branches, à une hémorragie, sinon assez abondante et assez rapide pour compromettre toujours immédiatement la vie des malades, du moins assez violente pour jeter le chirurgien dans le plus grand embarras.

Les maladies qui attaquent les organes de la mastication appartiennent spécialement à la pathologie externe ou chirurgie.

Comme l'inflammation accompagne très-souvent les maladies des dents, il est nécessaire que celui qui veut s'adonner à l'exercice de la chirurgie dentaire l'étudie avec soin, ainsi que certaines affections locales de la bouche dépendantes d'un vice général, qui parfois complique et même détermine les symptômes morbifiques des organes masticateurs.

L'inflammation peut se définir par une exaltation des propriétés vitales, dans un tissu quelconque de l'économie, provenant d'une cause excitante qui détermine l'irritation des parties et l'afflux des humeurs circulatoires dans les vaisseaux capillaires. Elle est caractérisée par la douleur , la rougeur, la tumeur et la chaleur de l'organe.

Tous les tissus animaux , à l'exception des poils de l'épiderme et des ongles, sont susceptibles d'inflammation ; mais comme cette maladie est signalée par l'accélération des fluides circulatoires dans les parties qui en sont le siége , ces tissus de notre économie s'enflamment d'autant plus facilement, qu'ils reçoivent plus de vaisseaux capillaires et de nerfs, qui sont les principaux agents de la vitalité : telle est la raison pour laquelle la peau, les membranes muqueuses et séreuses, les tissus cellulaires et parenchymateux, qui en reçoivent un grand nombre, sont très-sujets à s'enflammer ; tandis que les os, les cartilages, les ligaments, les tendons et les aponévroses, que l'on nomme tissus blancs, parce que la présence des vaisseaux et des nerfs ne s'y manifeste pas , en sont très-peu susceptibles.

J'excepterai cependant ici les dents, à cause des nerfs qui se ramifient dans la membrane dont leurs cavités sont tapissées, et les douent d'une certaine sensibilité ; ce qui fait qu'elles surpassent en vitalité les tissus osseux et fibreux, et qu'elles sont par cela même plus aptes à s'enflammer ; aussi n'est-il rien de plus commun que les douleurs odontalgiques et la carie des dents.

On a donné différents noms à l'inflammation, selon les tissus et les organes qu'elle affecte : on appelle érysipèle l'inflammation de la peau ; phlegmon, celle du tissu cellulaire ; catarrhe, celle des membranes muqueuses, etc. : l'odontalgie est l'inflammation des dents.

Les causes prédisposantes de l'inflammation sont la jeunesse et l'âge adulte, la première éruption, le retour ou la cessation des règles, le tempérament sanguin, la pléthore, la saison du printemps, les exercices violents, et l'exposition prolongée aux variations de l'atmosphère.

On appelle causes déterminantes toutes celles qui peuvent produire de l'irritation, telles que les coups, les chutes, le contact des substances âcres et irritantes, etc. Les symptômes caractéristiques de l'inflammation sont la douleur, la tumeur, la rougeur et la chaleur. Tous ces phénomènes sont la suite de l'irritation des parties malades.

La douleur est un sentiment ou une impression désagréable, qui diffère selon les tissus, et qui commence toujours avec l'irritation inflammatoire dans les organes doués d'une grande sensibilité; elle ne se manifeste au contraire qu'après les autres phénomènes phlegmasiques, dans ceux qui sont peu sensibles. Les sensations qu'elle fait éprouver sont très-variables; elle est distensive, quand il existe un sentiment de tension, comme si l'on écartait les fibres de la partie affectée; gravative, quand on ressent de la pesanteur dans l'endroit où est le mal; dilacérante, quand il semble que l'on vous déchire; pulsative, quand l'inflammation est accompagnée de battements plus ou moins marqués; pongitive, quand la partie est comme percée par un instrument aigu; enfin pertérébrante, quand la douleur paraît être produite par une tarière, etc. La tumeur est un gonflement déterminé par l'afflux des humeurs séreuses et sanguines dans les parties enflammées. Ce symptôme est la suite de l'irritation: il ne peut exister d'irritation sans qu'il y ait augmentation de vitalité, et par conséquent afflux de sang et de sérosité.

La rougeur provient de l'accumulation de sang dans les vaisseaux capillaires les plus déliés, qui n'admettent dans l'état sain aucune molécule cruorique. Ces vaisseaux, quand il existe une vive inflammation, se gorgent de sang et se distendent à un tel point, que l'on peut apercevoir, à travers les téguments amincis, la couleur foncée de ce fluide circulatoire. Souvent les capillaires se rompent et donnent lieu à des ecchymoses ; et l'on voit même parfois le sang mêlé avec la sérosité s'échapper par les vaisseaux exhalants. La chaleur est la suite d'une plus grande activité de la circulation dans les organes malades; ce phénomène ne peut exister sans qu'il y ait augmentation de caloricité. Souvent le sentiment de la chaleur est si pénible, que la sensation que l'on éprouve ressemble à celle que causerait une brûlure : cette sensation est produite plutôt par l'exaltation de la sensibilité que par l'élévation du calorique, qui n'est jamais que de quelques degrés. Lorsque l'inflammation devient intense, elle est accompagnée d'un trouble général des fonctions, que l'on appelle fièvre, et les organes qui en sont le siége se trouvent gênés dans leurs actions, ou bien ne les exercent plus. La marche de l'inflammation est active, lorsqu'elle parcourt ses périodes avec rapidité ; passive, lorsqu'elle marche avec lenteur ; aiguë, lorsque la tuméfaction est interrompue par un obstacle invincible, et qu'elle peut se terminer par la gangrène.

L'inflammation peut se terminer par résolution, délitescence, suppuration, induration et gangrène. La résolution a lieu lorsque les symptômes inflammatoires décroissent progressivement, et que les parties affectées reviennent à leur état naturel.

La délitescence est la disparition subite du gonflement inflammatoire sans apparence de résolution ni de suppuration.

La suppuration est déterminée par la désorganisation du tissu cellulaire qui se convertit en un liquide blanchâtre que l'on appelle pus. La collection plus ou moins abondante de ce fluide constitue les abcès. La formation du pus est annoncée par des frissons vagues, accompagnés d'une diminution dans les propriétés vitales qui avaient été exaltées par la cause inflammatoire. On reconnaît sa présence à la mollesse et à la fluctuation que l'on sent dans le lieu qu'occupait la maladie. La carie est la suppuration des dents.

L'induration se reconnaît à l'endurcissement des parties et à l'indolence de la marche inflammatoire : on pense que la présence d'une matière albumineuse concrescible, arrêtée dans les vaisseaux capillaires et les aréoles du tissu cellulaire, occasionne cette terminaison inflammatoire. La gangrène est l'extinction des propriétés vitales de la partie enflammée; elle est caractérisée par la perte de la sensibilité, de la motilité et de la caloricité : bientôt il survient une couleur brune, livide ou noire, ou bien de petites ampoules ou cloches pleines d'une eau rousse, livide ou noirâtre, laissant exhaler une odeur toute particulière que l'on reconnaît toujours, pourvu qu'on ait été frappé une fois par son odeur. La névrose est la gangrène ou la mort des dents.

Traitement de l'inflammation.

Le traitement consiste à s'opposer aux progrès de l'inflammation, et à remédier aux accidents qui en sont trop souvent la suite.

On arrête les progrès de l'inflammation, lorsqu'elle est à son début, par la saignée locale ou générale, le repos, la diète, les boissons délayantes ou acidulées, et l'emploi des répercussifs.

Lorsqu'elle tend à la suppuration, on met en usage les émollients et les anodins ; quand il existe une vive douleur, aussitôt que le pus est formé, on lui donne issue avec le bistouri.

Dans l'induration, comme l'inflammation prend un caractère indolent, il convient d'employer des suppuratifs et des excitants, afin de réveiller l'action des vaisseaux lymphatiques qui est ralentie.

Quand la gangrène est déclarée, les suppuratifs et les excitants les plus énergiques sont indiqués, afin d'activer par l'inflammation et la suppuration la chute des escarres gangréneuses ; autrement il faut l'enlever avec un instrument tranchant, lorsque le cercle aréolaire inflammatoire est bien marqué. Les maladies qui attaquent la membrane muqueuse de la bouche sont les aphthes, les ulcères scorbutiques et les ulcères vénériens ou syphilitiques. Les aphthes sont des excoriations de la membrane muqueuse de la bouche qui se montrent sous l'aspect d'ulcères ; leur forme est irrégulière et plus ou moins étendue, leur couleur blanchâtre ; elles sont superficielles, et font éprouver un sentiment de chaleur brûlante : parfois elles prédominent la membrane buccale. Leur présence se manifeste le plus ordinairement à la face interne des lèvres, vers les angles de leurs commissures, et sur les bords latéraux de la langue.

Les causes qui les produisent tiennent à une disposition du sujet à l'inflammation, à l'abus des liqueurs fortes et des substances stimulantes, à l'irritation que détermine la fumée de tabac chez les fumeurs, etc., elles peuvent encore provenir d'une cause débilitante. Dans le premier cas, on les combat par les émollients et les antiphlogistiques; dans le second, par les styptiques et les toniques.

Le traitement le plus généralement employé pour guérir les aphthes consiste à les toucher avec la pierre infernale ou avec un pinceau de charpie trempé dans le miel rosat, ou le collyre de laufranc; à faire rincer la bouche avec le sirop de vinaigre ou l'oxymel étendu dans l'eau ; on peut prescrire en même temps des boissons rafraîchissantes, telles que l'eau d'orge miellée, la limonade cuite, etc.; ou bien des boissons adoucissantes, comme les infusions de mauve, de violette, etc., édulcorées avec des sirops. L'usage immodéré des mercuriaux donne lieu à des aphthes qui diffèrent essentiellement des premières, parce que, quoiqu'elles aient à peu près le même aspect, elles sont toujours accompagnées du gonflement des glandes salivaires et de salivation. Ces aphthes sont très-superficielles et causées par la rupture de l'épiderme qui recouvre la membrane muqueuse de la bouche, dont toutes les parties sont tuméfiées, ce qui empêche de l'ouvrir et fait éprouver, comme celles dont je viens de parler, un sentiment de chaleur brûlante. On parvient à les guérir en suspendant l'usage des mercuriaux, et en prescrivant des gargarismes émollients et rafraîchissants.

Les ulcères scorbutiques sont de couleur lie de vin et baveux, et laissent écouler une sanie purulente et sanguinolente; les gencives ont une couleur livide, se gonflent,

s'amollissent et saignent par la moindre pression; les dents
se déchaussent, vacillent, et s'enduisent de tartre et d'un
limon jaunâtre ; les lèvres et la langue prennent une teinte
brunâtre, et l'haleine est très-fétide. A ces symptômes il faut
ajouter ceux de l'habitude du corps : le teint est plombé;
il se manifeste des pépéchies et des ecchymoses qui affectent particulièrement les extrémités inférieures ; les forces
du malade diminuent à un tel point, qu'il tombe dans une
faiblesse et une nonchalance extrêmes. Chez les personnes
qui ont été atteintes du scorbut, les gencives et les dents
reviennent rarement à leur état naturel ; ces dernières
finissent presque toujours par se carier ou par tomber.

Dans le traitement du scorbut, on prescrit les sucs de
citron, d'oseille, des crucifères , enfin toutes les préparations antiscorbutiques ou toniques, sous forme de vins,
de sirops, d'apozèmes, etc. Il faut surtout que le malade
respire un air pur , et qu'il se maintienne dans la plus
grande propreté.

Ulcères vénériens ou syphilitiques.

La syphilis est une maladie importante à connaître pour
le chirurgien-dentiste, à cause des ravages effrayants qu'elle
exerce encore trop fréquemment dans les parties dont se
compose la bouche. Cette maladie, contagieuse par le
contact immédiat, résulte de la présence d'un virus qui a
la faculté de s'inoculer , et par suite d'infecter toutes les
parties de l'économie, lorsqu'on ne se hâte point de la
combattre. Les symptômes de la syphilis sont très-nom-
breux , et se montrent sous différentes formes , telles que
des pustules, des exostoses , des ulcères, des caries , etc.

Comme mon sujet se borne aux lésions de la bouche, je décrirai seulement les ulcères vénériens, et je passerai de suite à la description de l'ozène, un des plus horribles symptômes de cette maladie.

Les ulcères vénériens primitifs commencent par une petite pustule, ou par une tache rougeâtre accompagnée de prurit, qui devient vésiculeuse et s'ulcère aussitôt que la vésicule est ouverte. Lorsque l'ulcère vénérien est formé, il s'étend en largeur ou en profondeur, et ses bords sont coupés droit ; ce signe les fait surtout reconnaître. Le pus qui en découle est grisâtre, couenneux, adhérent, et répandant une odeur *sui generis*. Quand ces ulcères existent sur la peau, ils se propagent à l'infini, mais de telle sorte, qu'ils se cicatrisent dans un endroit pour reparaître bientôt dans un autre. Pour les syphilis anciennes, ils se promènent sur la surface du corps, de manière à laisser de très-larges cicatrices qui sont bosselées et lisses au toucher.

L'ozène est la suite d'ulcères vénériens consécutifs, c'est-à-dire qui n'apparaissent à la gorge qu'à une époque très-éloignée du temps où l'on s'est exposé à contracter le virus vénérien. Cette affection a été nommée ozène, à cause de l'odeur fétide que les malades exhalent par le nez et par la bouche. Au début de l'ozène, les ulcères qui se montrent à l'arrière-bouche occupent le plus ordinairement les amygdales, les piliers, la voûte et le voile du palais. Ils sont plus excavés que les ulcères primitifs, d'une couleur gris sale, souvent brune ou jaunâtre, et circonscrite par une aréole rouge plus ou moins foncée ; leurs bords sont inégaux, comme frangés et coupés perpendiculairement, mais plus gonflés que les ulcères primitifs.

A mesure que les ulcères du voile du palais s'étendent

et se multiplient, les fosses nasales et la voûte palatine
participent aux progrès de la maladie. Il survient bientôt
des abcès, suite de la carie des os, qui amènent la destruction d'une grande partie de la mâchoire supérieure. Cet
accident se reconnaît à un pus plus ou moins abondant
et mêlé de fragments osseux qu'on attire en dehors lorsqu'on se mouche ou que l'on crache ; peu à peu la cloison
et les os propres du nez se détruisent, ainsi que la voûte
palatine, qui finit par se réduire à un tel point, qu'il ne
reste plus que le bord alvéolaire, dont le rétrécissement
progressif amène la chute des dents. Dans cet état, la
figure devient hideuse et dégoûtante, à cause de la perte
des os propres du nez et de l'écoulement habituel d'un pus
fétide ; les cavités buccale et nasale n'en formant plus
qu'une, par suite de la destruction de la voûte palatine
et de la cloison des fosses nasales, la voix devient rauque,
et l'articulation des sons ne s'effectue qu'imparfaitement.
Je conserve la tête d'un vénérien, dont l'expression phy-
sionomique a dû être horrible. La voûte palatine et la cloison des fosses nasales sont entièrement détruites, de sorte
que la bouche et le nez ne forment qu'une seule cavité
d'une très-grande étendue, par la destruction presque complète de l'ethmoïde, dont il ne reste plus que les parois
orbitaires appelés os planum et la lame criblée. La face
interne des os maxillaires est si rongée, qu'on aperçoit à
peine la trace de leurs sinus ; et leur bord alvéolaire, entièrement dégarni de dents, n'offre plus que l'empreinte des
alvéoles, des incisives, dont plusieurs sont rongées et à
jour vers leur partie supérieure. Pour compléter l'horreur
de ce tableau, il faut ajouter la perte des os propres du
nez, qui sont rongés jusqu'à leur insertion au coronal,

celle d'une portion de l'apophyse montante maxillaire du côté droit et l'entière disparition des canaux lacrymaux et des os unguis.

La guérison de la syphilis s'obtient par l'usage des mercuriaux sagement administrés; mais, comme je ne me suis point proposé de décrire dans cet ouvrage les affections vénériennes, et que mon intention n'est que de montrer combien le chirurgien-dentiste doit être réservé dans le traitement des maladies de la bouche, afin qu'il ne croie pas pouvoir les guérir toutes par le secours de remèdes innocents, je renvoie ceux qui voudraient avoir une connaissance plus approfondie de ces affections aux ouvrages qui en traitent spécialement; je n'en ai parlé que parce que le chirurgien-dentiste est ordinairement appelé pour remédier aux ravages de cette maladie, lorsqu'on est parvenu à en arrêter les progrès.

Les maladies qui sont du ressort de la chirurgie dentaire pouvant attaquer les gencives, les dents et les mâchoires, je les diviserai en trois parties, savoir : celles des gencives, celles des dents, et celles des mâchoires.

Les maladies des gencives sont l'inflammation, l'ulcération, l'engorgement, la parulie, l'épulie et le relâchement.

L'inflammation des gencives se reconnaît au gonflement, à la rougeur et à la sensibilité. On combat cette affection par l'usage des émollients et des rafraîchissants. Quand l'inflammation se termine par suppuration, il se forme une petite collection purulente dont on est averti par un sentiment de fluctuation que l'on éprouve en la touchant, et par la blancheur et l'amincissement de la partie qui en est le siège. Les émollients sont alors indiqués jusqu'à la maturité de l'abcès, époque où l'on donne issue au pus avec le bistouri ou la lancette. Lorsque les gencives sont fortement enflammées, il est avantageux d'appliquer quelques sangsues.

L'ulcération des gencives est une plaie suppurante qui, loin de se cicatriser, tend toujours à s'agrandir ; elle est ordinairement la suite de la carie des dents ou des mâchoires, quand elle ne dépend pas d'une affection générale, telle que le scorbut ou autre maladie. Lorsque le tartre s'amasse entre les dents et les gencives, ces dernières se gonflent autour du collet et s'ulcèrent ; cet accident disparaît dès que le tartre a été enlevé. Dans toutes les ulcérations des gencives, il est bon d'ordonner au malade les infusions émollientes et détersives pour se rincer la bouche.

L'engorgement, ou la turgescence des gencives, est caractérisé par une teinte livide ; elles sont gorgées de sang, qu'elles laissent échapper par la moindre pression. On remédie à cette maladie en donnant issue au sang par des mouchetures faites avec la lancette, et en nettoyant les dents, si elles sont sales et couvertes de tartre. Les lotions rafraîchissantes, telles que l'eau d'orge acidulée, etc., produisent un très-bon effet. Dans certaines circonstances, on peut se servir avec avantage de ventouses scarifiées.

Les parulies sont des tumeurs inflammatoires des gencives, qui se terminent assez souvent par suppuration. Pour ce genre d'affection, on recommandera les émollients et les détersifs, et l'on donnera issue au pus lorsqu'il y en aura de formé.

Les épulies sont de petits tubercules ou excroissances qui viennent aux gencives. Lorsqu'elles sont molles, indolentes, on les fait disparaître en les touchant avec la lancette, en se gargarisant avec l'élixir végétal ; mais quand elles sont dures, douloureuses, et qu'elles tendent à la dégénérescence cancéreuse, il faut les extirper et les cautériser avec le cautère actuel ; autrement elles deviendraient très-volumineuses, distendraient et défigureraient la bouche et gêneraient alors la mastication et l'usage de la parole : de plus, il surviendrait des accidents très-graves par l'ulcération de cette tumeur, qui déterminerait celle des autres parties de la bouche.

Le relâchement des gencives a lieu lorsqu'elles sont molles, baveuses, blafardes, et qu'elles ont perdu leur teinte rosée ; on doit alors employer l'opiat végétal et l'élixir végétal, se servir de l'eau d'orge, frotter les dents et les gencives avec une brosse rude et arrondie.

Dans l'état de malpropreté, les dents se recouvrent d'un enduit plus ou moins épais, plus ou moins consistant et dur, qui semble faire corps avec leur tissu. Le limon et le tartre sont les matières qui s'y attachent le plus ordinairement. Les dents peuvent aussi être enduites par des corpuscules ambiants, provenant de la pulvérisation de substances devenues plus légères que l'air.

Le limon est une substance grisâtre, molle et pulpeuse, qui se loge particulièrement, de même que le tartre, dans les espaces interdentaires et au bord des gencives. Cette matière, vrai signe de malpropreté, provient généralement des aliments qui se mêlent avec un fluide glutineux contenu dans la salive. Il suffit, pour l'enlever, de se rincer la bouche après le repas, et de se nettoyer de temps en temps les dents avec une brosse dure, de l'opiat végétal et de l'élixir végétal.

Le tartre est une substance calcaire, d'une teinte jaunâ-

tre plus ou moins foncée, nommée phosphate de chaux,
qui s'attache à la surface des dents au moyen d'une matière glutineuse à laquelle elle est unie, et qui est un mu-
cilage animal, contenu, de même que le tartre, dans la
salive. L'enduit des dents par le tartre ne s'observe que
rarement chez les enfants, attendu qu'à cet âge les os,
étant encore cartilagineux, s'approprient tous les sels cal-
caires qui circulent dans l'économie avec les fluides animaux, à moins qu'une maladie, telle que le scorbut, ne
tende à les ramollir.

Ce n'est qu'à partir de vingt à vingt-cinq ans environ,
que le tartre commence à attaquer sensiblement les organes de la mastication; car alors l'ossification est ache-
vée, et il peut exister un excès de phosphate calcaire dans
les fluides circulatoires; dans la vieillesse surtout où les
sels terreux abondent, on voit les dents se recouvrir de
tartre, parce qu'à cette époque de la vie la salive contient
beaucoup de sels à base calcaire. L'usage des eaux sa-
lines peut aussi contribuer à la formation du tartre.

Lorsque le tartre n'existe qu'en petite quantité et qu'il
n'adhère que légèrement aux dents, on peut le faire
disparaître en employant de l'opiat végétal étendu sur
une brosse dure arrondie. Après cela, on prendra de l'élixir
végétal dans de l'eau et l'on s'en rincera la bouche. Mais
quand il s'amasse par couches épaisses et qu'il tient fortement, on en fait l'ablation avec les instruments nécessaires
à cette opération: autrement il en résulterait des accidents
plus ou moins graves pour les dents et les gencives, tels
que le déchaussement des dents lorsque le tartre s'inter-
pose entre leur collet et les gencives, l'ulcération de ces
dernières, l'envahissement des dents par une couche de

tartre si épaisse, qu'elle ferait paraître les arcades dentaires comme formées d'une seule pièce, etc.; dans ces différents états, la bouche exhale toujours une odeur fétide.

Les maladies des mâchoires sont les abcès, les fongus, l'ostéosarcome, la carie, la nécrose et la luxation. Ces maladies, qui attaquent les os maxillaires, peuvent entraîner la perte des dents.

On donne le nom d'abcès à toute tumeur circonscrite, formée par une collection purulente. Les abcès qu'on rencontre aux mâchoires peuvent se manifester entre leur bord alvéolaire et les gencives, dans leurs alvéoles et dans leurs sinus maxillaires. Ceux qui se forment entre le bord alvéolaire et les gencives donnent naissance à de petites tumeurs oblongues, qui sont toujours la suite d'une légère inflammation, et n'offrent rien de dangereux : on doit cependant y porter attention, parce qu'il arrive assez souvent qu'elles dégénèrent en fistules, d'où s'écoule, pendant un certain temps, une petite quantité de pus; ensuite le trou fistuleux se ferme; il se fait une nouvelle collection purulente, puis le trou se rouvre, etc. On remédie à cette incommodité, comme je l'ai très-souvent pratiqué avec succès, en agrandissant l'ouverture avec le bistouri. Si cette affection dépend de la carie des dents, ou de racines qui seraient restées après une fracture, on fait l'extraction de ces parties osseuses.

On reconnaît la présence du pus dans les alvéoles à la douleur que le malade éprouve, surtout lorsque l'on presse sur la dent, et à un sentiment de fluctuation quand la dent vacille; si elle reste immobile, il est facile de se tromper sur le diagnostic de ces collections purulentes;

mais s'il se forme un petit bourrelet autour du collet de la dent, et s'il s'amasse du pus entre le collet et la gencive, on ne peut alors être en doute sur le diagnostic, et on facilite la sortie du fluide purulent. Quand le malade souffre par trop, et que l'écoulement du pus ne peut se faire convenablement, on a recours à l'extraction de la dent.

Les abcès des sinus maxillaires sont des collections de pus dans ces cavités, déterminées par l'inflammation de la membrane qui les tapisse : on leur donne issue en arrachant la deuxième petite molaire et la première grosse dont les racines pénètrent très-souvent dans ces sinus. Lorsqu'elles n'y communiquent pas, ou bien que l'ouverture est trop étroite, on achève l'opération avec un instrument perforatif, au moyen duquel on parvient dans la cavité maxillaire.

Les fongus sont des espèces de végétation de la membrane qui tapissent le fond des cavités alvéolaires, et qui, à mesure qu'ils se développent, font éprouver de la douleur et tendent à chasser les dents sous lesquelles ils se trouvent. On obtient leur guérison en faisant l'extraction de la dent, et en extirpant et cautérisant le fongus.

Dans plusieurs cas pathologiques assez remarquables, il m'est arrivé de rencontrer une petite ampoule vésiculeuse, remplie d'un fluide séreux, située au-dessous des racines. Elle fait beaucoup souffrir, et vient avec la dent lorsqu'on en fait l'extraction.

Les polypes sont des tumeurs d'une consistance variable, formée de tissu cellulaire, de tissu fibreux, de vaisseaux sanguins, et de matière gélatineuse plus ou moins concrétée et en proportions diverses, qui se développent dans les fosses nasales et dans les sinus maxillaires.

Les polypes que l'on rencontre dans les fosses nasales sont ordinairement des tumeurs molles et innocentes que l'on extirpe avec des pinces ; mais lorsqu'ils sont d'une nature consistante, qu'ils occupent les sinus maxillaires et deviennent volumineux, ils distendent ces cavités à un tel point, que les maxillaires se déforment et défigurent la personne qui en est atteinte. La mastication devient alors pénible, les dents correspondantes aux tumeurs changent de situation et finissent par tomber quand on ne leur porte pas secours à temps.

L'ostéosarcome des mâchoires est caractérisé par la transformation de leur tissu osseux en une matière molle, lardacée et carcinomateuse. Cette désorganisation des os, qui est très-dangereuse, puisqu'elle peut donner la mort, est de la plus grande importance à reconnaître pour le chirurgien-dentiste ; il doit, aussitôt qu'il est averti de sa présence, employer les remèdes propices à cette maladie.

La carie de la mâchoire est la suppuration du tissu osseux, qui en amène l'érosion et la perte avec écoulement d'un liquide sanieux, dont la couleur et l'odeur offrent beaucoup de variétés ; elle attaque principalement la substance spongieuse, et peut être déterminée par le brisement de l'os alvéolaire, à la suite de l'extraction des dents.

La nécrose, la mort ou la gangrène partielle des mâchoires, est souvent le résultat des affections scrofuleuses, et surtout des maladies vénériennes anciennes. Dans cette affection, une portion des maxillaires se sépare au moyen d'une suppuration sanieuse et infecte, et prend alors le nom de séquestre.

La luxation de la mâchoire inférieure a lieu toutes les fois qu'elle est portée en bas et en arrière, de manière que ses condyles abandonnent les cavités glénoïdes, et glissent au-dessous de l'apophyse transverse du temporal, en se portant en avant et en haut dans la fosse zygomatique, où ils font une saillie remarquable, le corps de la mâchoire étant fixé en bas et en arrière par les muscles abaisseurs. Dans cet état, les capsules sont fortement distendues, et parfois déchirées ; la bouche est ouverte outre mesure, et la mâchoire ne peut plus être rapprochée de la supérieure.

Cet accident est ordinairement la suite des forts abaissements de la mâchoire produits par le bâillement ou l'introduction d'un corps volumineux dans la bouche. On réduit la luxation de la mâchoire inférieure en frappant fortement avec la paume de la main sur la partie moyenne et inférieure de son corps, en dirigeant l'effort de bas en haut et d'arrière en avant.

On est prévenu de sa réduction par un certain bruit que produisent les condyles en rentrant dans les cavités glénoïdes, la mâchoire inférieure étant subitement attirée vers la supérieure par la contraction des muscles élévateurs, c'est-à-dire les masseters, les ptérigoïdiens et les temporaux. Quand les mouvements d'abaissement et d'élévation s'exécutent, on reconnaît alors que les parties sont bien remises dans leur situation naturelle.

Sonder les dents, est une opération par laquelle on s'assure de la profondeur d'une carie ; elle se pratique avec une tige métallique déliée et mousse à son extrémité, appelée sonde, que l'on introduit par l'ouverture que l'ulcération des dents a formée. On se sert encore de cet instrument pour nettoyer l'intérieur des dents, et pour détruire le nerf dentaire lorsqu'il fait éprouver de la douleur : la sonde, dans cette dernière circonstance, doit être aiguë à son extrémité.

On appelle cautérisation une opération au moyen de laquelle on détruit une partie quelconque de l'économie par l'application du feu ou d'une substance caustique; en un mot, c'est brûler la partie sur laquelle on opère.

Les corps ou les substances dont on se sert pour cautériser sont appelés cautères, et se divisent en cautère actuel et en cautère potentiel. Le cautère actuel ou le feu, agit subitement sur la partie où il est appliqué, et la transforme en escarre ; on se sert ordinairement, à cet effet, de tiges métalliques auxquelles on donne différentes formes, et que l'on fait chauffer à un degré plus ou moins élevé.

Le cautère potentiel agit au contraire lentement, mais ses effets sont plus certains, parce qu'il pénètre plus profondément dans la partie avec laquelle on le met en contact: on se sert, pour ce genre de cautère, du beurre d'antimoine (chlorure d'antimoine), de la pierre à cautère ou potasse caustique (oxide de potassium), de la pierre infernale (nitrate d'argent), et des acides minéraux.

Pour ce qui concerne les maladies des dents, on a recours à la cautérisation, afin de détruire la portion nerveuse qui s'y distribue, lorsqu'elle fait éprouver de vives douleurs, et de s'opposer en même temps aux progrès de la carie.

Lorsqu'on veut employer le cautère actuel, on fait rougir un instrument en acier que l'on plonge rapidement dans la cavité dentaire, de peur qu'il ne se refroidisse. Si ce genre de cautérisation ne suffit point, ou s'il effraie trop le malade, on introduit dans l'ouverture formée par la carie un mélange de pierre infernale et d'acétate de plomb en proportion égale, ou bien un petit morceau de pierre à cautère, par-dessus lequel on place un peu de coton que l'on retire aussitôt que l'effet qu'on désire est produit. Les acides minéraux, tels que l'acide nitrique, sulfurique, peuvent encore être employés avantageusement : on verse, à cet effet, et à plusieurs reprises, une goutte de ces acides dans la cavité dentaire.

Dans le cas d'érosion, on arrête cette maladie dans sa marche en desséchant plutôt qu'en cautérisant la partie malade ; pour cela, on approche seulement un fer rouge de la partie érodée, sans l'appliquer immédiatement, à moins que le fer ne soit que chaud ; l'on recommence cette manœuvre autant de fois qu'il est nécessaire.

On remplit aussi la cavité des dents avec une substance métallique que l'on introduit de force, au moyen d'un instrument que l'on appelle plomboir, par l'orifice formé par la carie. On ne doit pratiquer cette opération que lorsque la carie n'est point douloureuse, et surtout lorsqu'elle n'est point susceptible de déterminer des fluxions ; il faut encore que la cavité soit telle, que les substances qu'on introduit puissent y être retenues.

Les métaux que l'on met en usage sont des feuilles d'or, de platine, et un mélange de matières fusibles par le contact de la moindre chaleur, et qui se refroidit très-promptement. Pour les incisives, on se sert d'une composition qui fait corps avec le tissu dentaire et ressemble à l'émail de la dent, résiste à l'action de la salive. Pour éviter l'irritation du nerf dentaire, il faut placer une petite plaque en or, concave, sur le nerf de la dent et l'orifice ; on y met de la composition, qui a la vertu de détruire la sensibilité du nerf.

Les dents de deuxième dentition, dents vicieusement dirigées dans leurs alvéoles, restent renfermées dans l'arcade alvéolaire, s'y développent, soit en dehors du côté de la joue, soit en dedans vers la voûte palatine, et donnent naissance à une tumeur, qui a quelque analogie avec les tumeurs du sinus maxillaire. J'ai eu occasion d'observer une tumeur de ce genre, occasionnée par deux semblables, dans la voûte palatine.

J'ai rencontré des dents de sagesse qui, ne pouvant sortir, occasionnaient une tumeur qui attaque la substance spongieuse, carie les os, et la suppuration du tissu osseux, qui en amène l'érosion, et la perte avec écoulement d'un liquide sanieux dont la couleur et l'odeur offrent beaucoup de variétés. La nécrose, ou la gangrène des mâchoires, est souvent le résultat des affections scrofuleuses et des maladies vénériennes. J'ai vu une personne porter une tumeur à la joue du poids de deux kilog.; l'excroissance est rouge, saignante.

HYGIÈNE DENTAIRE.

L'hygiène est une branche de la médecine qui a pour objet la conservation de la santé et la prolongation de la vie en écartant les maladies. Le but de l'hygiène dentaire est de conserver la salubrité de la bouche et des dents. Comme on divise l'hygiène en trois parties, savoir : le sujet, la matière et les règles, pour nous, le sujet sera les dents et leurs dépendances ; la matière, les circumfusa, les applicata, les ingesta et les gesta ; enfin les règles, ce qu'il faut faire ou éviter pour la conservation des dents. La supériorité de l'homme sur les animaux se manifeste par la délicatesse de ses sens et le jeu de sa physionomie, qui nous dévoilent les impressions variées dont il est susceptible. Les passions, le chagrin, la joie et la douleur s'impriment sur son visage, qui devient, en se contractant, le tableau mouvant de ses agitations intérieures.

Dans cet état, il ne peut se soustraire à l'observation : tout ce qu'il ressent au fond de l'âme devient apparent ; il est alors aisé de prévoir ses désirs et sa volonté. Ces diverses émotions sont caractérisées par la contraction simultanée des organes qui déterminent le type de la figure humaine, tels que les yeux, le nez, la bouche, les dents, etc. ; je ne parlerai que des dernières, comme ayant exclusivement rapport à mon sujet.

Les philosophes qui ont traité des passions ont regardé les yeux comme le miroir le plus expressif de l'âme ; mais, à mon avis, si les yeux font ressortir le jeu et le piquant de la physionomie, la bouche ne contribue pas moins à en augmenter le charme et l'harmonie, lorsqu'elle entre en action. En un mot, il n'est rien de plus important dans la conformation de l'homme; la nature, si sage dans ses opérations, a tout prévu pour la mettre dans un parfait accord, et chaque organe pèche par le défaut d'un autre. Quel attrait peut avoir un regard favorable, lorsque le sourire n'est point gracieux? Si un regard sémillant et langoureux flatte nos sens, un sourire aimable ne les charme pas moins. N'est-il pas aussi agréable de cueillir un doux baiser sur les lèvres d'une femme qu'on aime, que d'en recevoir un tendre regard. Sous le rapport de l'importance, si les yeux expriment vivement, la bouche, en articulant des sons, constitue la parole, qui, par une diction pure et claire, nous anime et nous transporte. Lorsque les dents sont saines et bien rangées, elles ajoutent encore à la beauté; leur perte est toujours sensible, tant parce qu'elle diminue d'une manière remarquable l'agrément de la physionomie, que par rapport à la gêne plus ou moins grande que l'on éprouve, soit pour parler, soit pour broyer les aliments. La coquetterie, défaut si naturel aux femmes, et que nous devons cependant excuser, fait attacher par ce sexe aimable le plus haut prix aux organes de la dentition; aussi on ne saurait trop lui recommander d'en avoir un soin particulier, de peur que la corruption des humeurs de la bouche ne donne lieu à l'exhalaison d'un odeur infecte et repoussante. Examinons présentement quels sont les inconvénients qui résultent du peu de soin que l'on prend de la bouche et des dents. Lorsque les dents sont cariées, couvertes de tartre et de limon, que les gencives sont sanieuses, etc., le dégoût s'imprime sur les lèvres, et l'haleine devenue fétide force de s'éloigner ceux qui nous approchent; les dents finissent par se carier entièrement, et peuvent entraîner avec elles la destruction partielle des mâchoires, dans les cavités alvéolaires desquelles il se forme des collections purulentes. La beauté se perd, la mastication devient pénible, les digestions ne s'exécutent plus qu'imparfaitement, et la vie est languissante.

Des circumfusa.

On entend par circumfusa une division de l'hygiène générale, dans laquelle on traite de tous les corps qui nous environnent, et au milieu desquels nous sommes pour ainsi dire plongés. Au nombre de ces corps se trouvent l'air, le ciel, la terre, etc., enfin tous les éléments combinés et réunis qui constituent l'univers.

L'air est un fluide élastique formé de vingt et une parties d'oxigène, de soixante-dix-neuf d'azote, d'un atome d'acide carbonique, et d'une très-petite quantité de vapeur d'eau. Ces gaz, funestes à l'humanité, lorsqu'ils sont répandus isolément dans l'atmosphère, deviennent, étant réunis, la base de la vitalité en servant à la sanguification, au moyen de l'acte respiratoire. L'air pur, c'est-à-dire, formé d'oxigène et d'azote, d'après des proportions données par la nature, ne nuit à la santé que lorsqu'il est vicié par des gaz ou des miasmes délétères, en se dégageant des corps avec lesquels ils étaient combinés; il est alors nécessaire de connaître dans quelle circonstance les dents peuvent être impressionnées par le contact de ce gaz, lorsqu'ils sont en suspension dans l'air vital. Les fluides élastiques et autres corps qui se mêlent à l'air et en altèrent la pureté sont le gaz acide carbonique, le gaz hydrogène carboné, phosphoré et sulfuré, les émanations arsenicales, saturnines ou de plomb, etc., enfin les miasmes, qui sont des corpuscules qui se détachent des matières végétales et animales en putréfaction. Le danger de ces gaz, quand ils se répandent dans l'atmosphère, est trop connu pour que je donne ici le conseil de s'en garantir; un instinct naturel nous porte à les éviter, lorsque leur dégagement est assez lent pour nous laisser le temps de la réflexion; autrement on serait asphyxié. Les émanations arsenicales, mercurielles, saturnines ou de plomb, sont très-nuisibles aux dents : aussi remarque-t-on que chez la plupart des ouvriers, qui, par leurs travaux, se trouvent journellement exposés à l'action immédiate de ces émanations, les dents se noircissent, vacillent parfois dans leurs alvéoles, se déchaussent et sont sujettes à se carier. On purifie l'air par le dégagement du chlore : on met dans un vase de verre ou de grès soixante-dix grammes d'oxide de manganèse et deux cent cinquante de sel marin ou hydrochlorate de soude, bien pulvérisés et mêlés; on verse cent vingt-cinq grammes d'acide sulfurique étendu de cent vingt-cinq grammes d'eau, et on chauffe, les portes et les fenêtres étant fermées. Vingt-quatre heures après, le chlore dégagé purifie l'air entièrement. On dégage encore le chlore en versant cinq parties d'acide hydrochlorique suffisamment étendu d'eau sur une partie d'oxide de manganèse, puis on chauffe. La température de l'air étant susceptible de variation, ce fluide élastique peut nuire aux organes de la dentition, en déterminant les douleurs odontalgiques, surtout chez les personnes sujettes aux maux de dents. Cet accident a ordinairement lieu lorsque, quittant un endroit très-chaud, on s'expose à un air vif et frais. Aussi, quand on est obligé de sortir par un froid rigoureux, on place un mouchoir devant sa figure, afin que l'air n'arrive point directement dans la bouche, et puisse se réchauffer en traversant les fosses nasales.

Lorsqu'au froid se joint l'humidité, l'air devient la source d'un grand nombre de maladies, parmi lesquelles se trouve le scorbut, affection qui porte particulièrement ses ravages sur les dents et les gencives, et que, pour cette raison, le chirurgien-dentiste doit bien connaître.

Les lieux et les eaux contribuent à la destruction des dents, comme on en remarque des exemples dans certaines contrées de la France et autres nations, dont la plupart des habitants ont les dents gâtées ; cette maladie endémique tient principalement à la mauvaise qualité des eaux dont on fait usage. Pour se soustraire à cette pernicieuse influence, il faudrait changer de climat ; mais il arrive souvent que cette affection s'identifie tellement avec les habitants de ces contrées, que, malgré le changement de lieux, les dents finissent tôt ou tard par se gâter : cette maladie devient même parfois héréditaire. Mon intention n'étant que de faire entrevoir au peuple que toutes les sciences médicales sont si bien liées entre elles, qu'elles peuvent rendre d'importants services à la chirurgie dentaire, je ferai connaître toutes les maladies qui peuvent survenir à la bouche et les remèdes pour les guérir.

L'entretien des dents et la propreté de la bouche ont pour but de prévenir la carie et l'amas de phosphate de chaux, vulgairement appelée tartre, de conserver leur blancheur, et d'empêcher l'haleine d'être fétide.

Noms des maladies de la bouche.

L'inflammation peut se définir par une exaltation des propriétés vitales. La tumeur est un gonflement déterminé par l'afflux des tumeurs séreuses et sanguines dans les parties enflammées. — La rougeur provient de l'accumulation du sang dans les vaisseaux ; la chaleur est la suite d'une plus grande activité de la circulation dans les organes malades, lorsque l'inflammation devient intense. — Marche de l'inflammation. — Terminaison de l'inflammation. — La résolution. — La délitescence. — La suppuration. — L'induration. — La gangrène. — Les aphthes. — Les ulcères scorbutiques. — Les ulcères vénériens ou syphilitiques. — Les maladies des gencives. — Les ulcérations des gencives. — L'engorgement ou la turgescence des gencives. — Les parulies, tumeurs inflammatoires des gencives. — Les épulies sont de petits tubercules aux gencives. — Le relâchement des gencives. — Accidents occasionnés par la sortie des dents de sagesse. — La douleur de l'odontalgie. — La suppuration interne des dents. — La carie. — L'érosion. — La nécrose. — Le ramollissement des dents. — L'ébranlement des dents. — La fracture des dents. — La luxation des dents. — La direction vicieuse des dents sur les bords alvéolaires. — La malpropreté des dents. — Du limon et du tartre. — Maladie des mâchoires. — Abcès ou tumeur purulente. — Les fongus sont des végétations de la membrane, qui tapissent le fond des cavités alvéolaires et donnent des douleurs très-vives. — Les polypes ou tumeurs. — L'ostéosarcome a une dégénérescence cancéreuse. — La carie des mâchoires. — Suppuration du tissu osseux. — La nécrose des mâchoires ou la gangrène. — La luxation de la mâchoire inférieure. — L'extraction des dents. — Les accidents de l'extraction des dents. — La fracture des dents. — La fracture de l'os alvéolaire. — La déchirure des gencives. — L'hémorragie. — La luxation des dents. — La transplantation des dents. — La sonde ; s'assurer de la profondeur d'une carie. — La cautérisation. — Le plombage ; manière de remplir la cavité de la dent avec une substance métallique. — Faire usage de la lime pour enlever la carie des dents. — L'amputation des dents. — La perforation des racines. — Le nettoiement des dents. — La pose artificielle des dents. — Les humeurs qui lubrifient la bouche. — La formation et le développement des dents. — L'ordre selon lequel se fait le développement des dents. — Disposition des couronnes des dents dans l'intérieur des mâchoires. — Les incisives de remplacement de la mâchoire inférieure ; faire connaître l'époque de leur sortie. — A la mâchoire supérieure ; l'âge où les dents font éruption. — Le développement des racines des dents dans les alvéoles. — Chute naturelle des dents. — Différences entre les dents de la première dentition et celles de la seconde. — Texture et composition chimique des dents. — Remarques relatives à la nature des dents. — Observations sur le développement des mâchoires pendant le travail de la dentition. — L'usure des dents.

Dents Vaïsselot.

Nouvelle découverte. — Ces dents sont inaltérables à la salive, elles sont compactes, dures, semblables aux dents naturelles : elles méritent la préférence sur les autres.

TABLE

Poitiers. — Imprimerie de HENRI OUDIN.

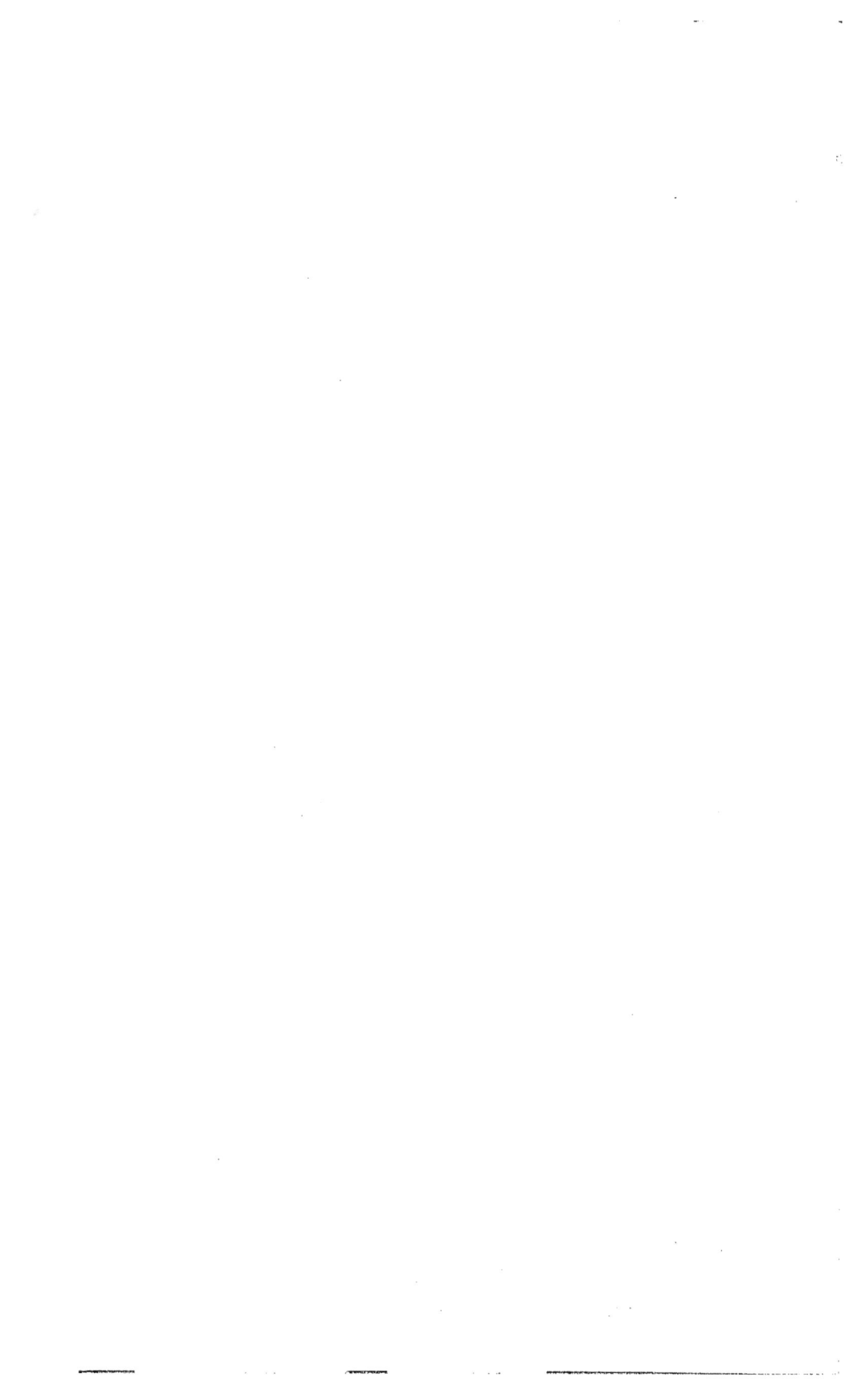

www.ingramcontent.com/pod-product-compliance
Lightning Source LLC
Chambersburg PA
CBHW071503200326
41519CB00019B/5857